Dr. Andrea Flemmer

Nervennahrung

Dr. Andrea Flemmer

Nervennahrung

Die richtige Ernährung für starke Nerven und ein gutes Gedächtnis

schlütersche

Bibliografische Information der Deutschen Nationalbibliothek

Die Deutsche Nationalbibliothek verzeichnet diese Publikation in der Deutschen Nationalbibliografie; detaillierte bibliografische Daten sind im Internet über http://dnb.ddb.de abrufbar.

ISBN 978-3-89993-565-3

Fotos:
fotolia.com: Monika Adamczyk 21, 79, 92; Yuri Arcurs 15, 18, 35, 64, 89; Danielle Austin 32; dinostock 82/83; bedo 28, 101; Kate Bialasiewicz 51; Ewa Brozek 33; Maria Brzostowska 100; chiyacat 69; cristina 31; Lev Dolgatshjov 90; Igor Dutina 39; egal 117; Hannes Eichinger 105; emeraldphoto 58; emmi vordere Umschlagklappe (außen), 26, 34, 7 (unten); eyewave 66; Food 25; fooddesign 44, 49, 65; Liv Friis-larsen 57, 113; Peter Galbraith 73; Johanna Goodyear 107; gourmecana 84; HAKOpromotion 29; vordere Umschlagklappe (innen); Hallgerd 116; Carina Hansen 30; Sandra Henkel 42, hintere Umschlagklappe (außen); Jens Hilberger 38; jedi-master 103; Sebastian Kaulitzki 14; Udo Kroener 17; Tamara Kulikova 114; Lucky Dragon 60; mashe 45; Monkey Business 7 (oben), 19, 36, 53, 63, 67, 78, 87, 88, 95, 109; moonrun 106; Lea Moser 23; Niccy 24; Gaël Nicolas 77; Jovan Nikolic 27; Oligo 52; ostromec 61; Phase4Photography 13; robynmac 40, 70; Andres Rodriguez 75; Izaokas Sapiro 16; Robby Schenk 80; Jens Schmidt 11; Torsten Schon 7 (oben links), 71, 94; schweitzer-degen 97; Olga Shelego 43; Stanjoman 55; Carmen Steiner 98; style-photographs 111; Taffi 118; Joyce Wilkes 99; Jan Will 85; Dušan Zidar 37
Corbis: Titelfoto
MEV: 72
Ingo Wandmacher: 47, 104

Gestaltung: Schlütersche Verlagsgesellschaft mbH & Co. KG, Hannover
Satz: Die Feder GmbH, Wetzlar
Druck und Bindung: Offizin Andersen Nexö Leipzig GmbH

Mein herzlicher Dank gilt
Dr. Harald Hoppe von der Dr. Hoppe Bio-Catering GmbH, Kassel,
für das Vorwort.

Ich widme das Buch all denjenigen, die unter der G8 leiden.

Inhalt

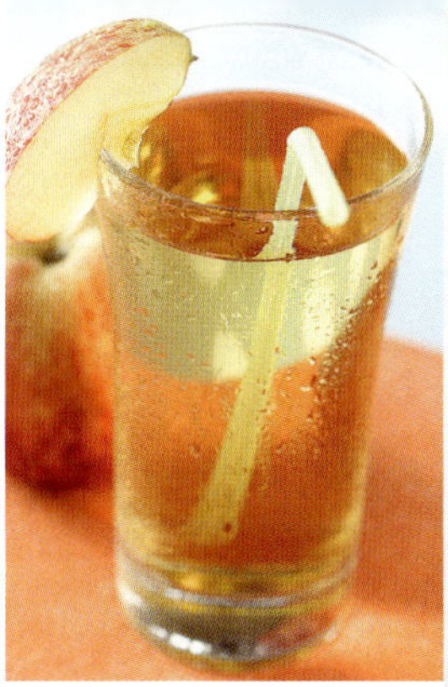
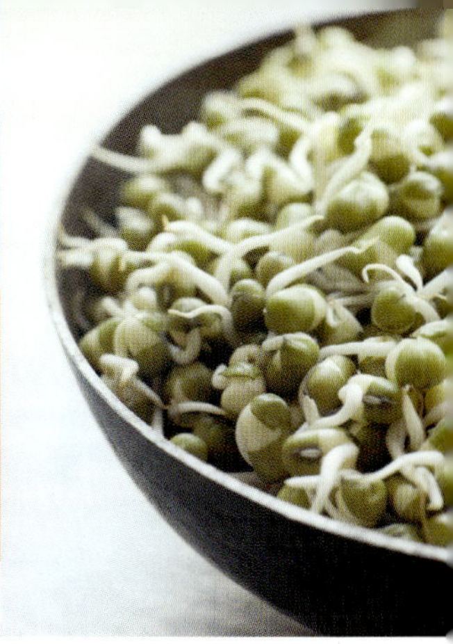

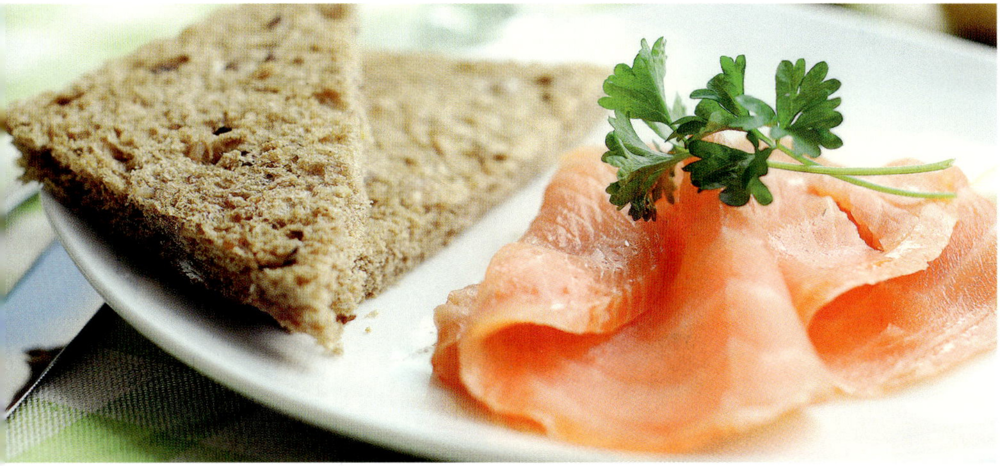

▶▶

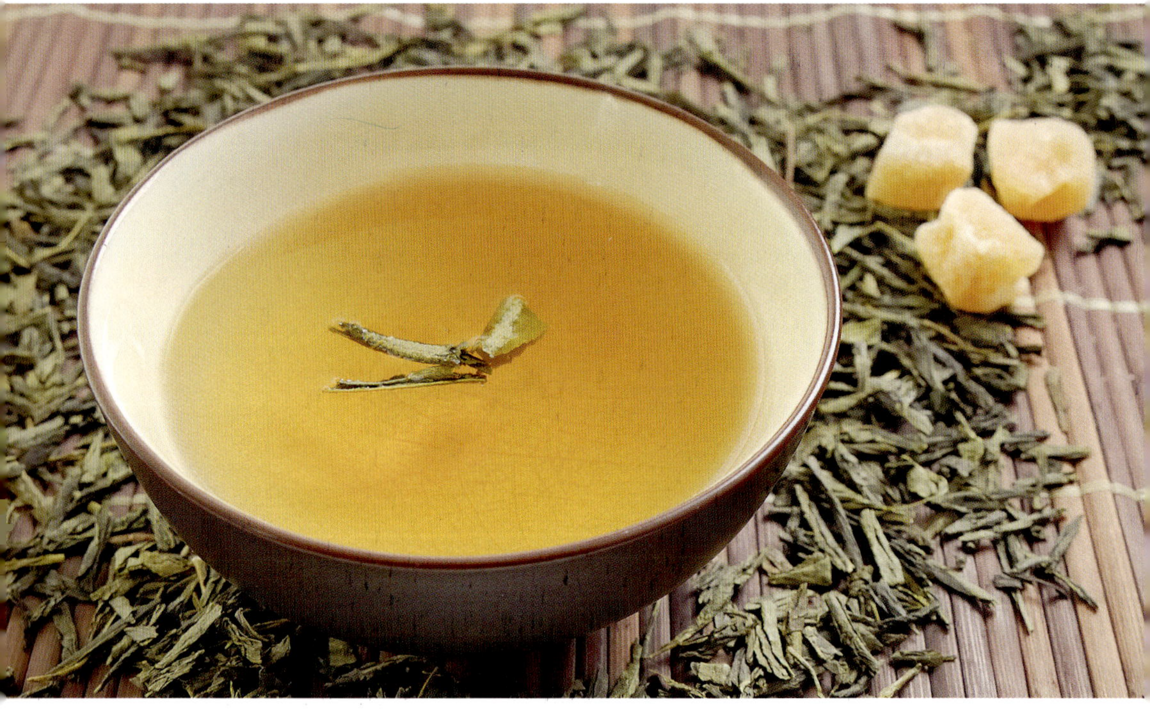

Vorwort

Tag für Tag findet man am frühen Nachmittag in Kantinen, Mensen und Haushalten ein Bild, das sich ebenso gleicht wie nicht hinterfragt etabliert hat: das Mittagstief, das auch als „Suppenkoma" oder „Fressnarkose" Einzug in unsere Sprache gefunden hat. Der natürliche Energiepegel, der ohnehin nachmittags eine kleine Delle aufweist, wird durch eine entsprechende Mahlzeit so kräftig nach unten gezogen, dass der gesamte Körper für einen langen Zeitraum außer Gefecht gesetzt wird. In diesem Zustand vollbringt auch der Geist keine Höhenflüge, sondern hält sich irgendwo zwischen Dämmerung und völligem Abschalten.

Dies ist nur eine Facette der Wirkung der Ernährung auf unseren Geist bzw. unser Denkvermögen, sicher aber die einleuchtendste, wenn es um den unmittelbaren Zusammenhang von Denkvermögen und Ernährung geht. „Brainfood" soll hier Abhilfe schaffen. Der Begriff klingt zunächst sehr vielversprechend, aber nicht wirklich appetitlich. Erinnert er doch gleich an Astronautennahrung, Presswürfel oder Bakterienstämme, die modernen Nahrungsmitteln gerne zugesetzt werden, um körperlichen Abläufen auf die Sprünge zu helfen oder das Immunsystem zu stärken. Je medizinischer, desto gesünder und sicher nur etwas für Spezialisten oder Wissenschaftler.

Zum Glück ist es völlig anders: hinter „Brainfood" verbirgt sich die clevere Auswahl ganz alltäglicher, natürlicher Lebensmittel, die sich sehr geschmackvoll zubereiten lassen und die sich nicht nur für besondere Gruppen eignet, sondern für jeden Menschen, der Interesse an einem klugen Köpfchen hat.

Der Einfluss der Ernährung auf die körperliche und geistige Gesundheit wird nach wie vor unterschätzt und findet in Prävention und Therapie viel zu wenig Anwendung. Nicht nur Übergewicht, Diabetes mellitus oder diverse Herz-Kreislauf-Erkrankungen lassen sich mit einer durchdachten Ernährung verhindern oder behandeln, auch zahlreiche psychische Leiden und Verhaltensauffälligkeiten werden durch die Ernährung beeinflusst. Ein hoher Prozentsatz bei Depressionen oder ADHS-Erkrankungen (dem „Zappelphilipp-Syndrom") bei Kindern ist durch Mangelerscheinungen oder unverträgliche Nahrungsmittelzusätze ausgelöst. Mit der Art und Weise der Ernährung, die oft nur als notwendiges Übel im Tagesablauf gesehen wird – „ich mach mal schnell was warm" –, trägt man eine große Verantwortung, insbesondere wenn man auch für andere kocht. *Lebens*mittel, die ja dem Sinn nach Leben vermitteln und die stoffliche Grundlage für alle Prozesse im Körper sind, erweisen sich durch falsche Auswahl oder Zubereitung immer noch viel zu häufig als Entwicklungsbremse, obwohl sie doch enormes positives Potenzial besitzen! Lebensmittel beeinflussen unser ganzes Leben, unsere komplette Entwicklung – und zwar lang- und kurzfristig; man kann sogar sagen: blitzartig und überraschend. Wenn Schüler von einem Tag auf den anderen ihre Konzentrationsfähigkeit von 33 auf 79 Prozent steigern, erwartet man als Ursache vielleicht hartes Training oder medikamentöse Unterstützung –

wer würde auf die Idee kommen, dass die Kinder nur anders gegessen haben? In einem Experiment mit der VOX-Sendung „Wissenshunger" haben wir diese erfreulichen Ergebnisse aus unserer täglichen Schulverpflegung bestätigt bekommen (das Experiment findet in diesem Buch auf S. 93 Erwähnung). Gar nicht auszudenken, wenn Schüler täglich leckeres Brainfood auf dem Teller hätten, Betriebskantinen ihre Speisepläne umstellten und auch zu Hause mehr darauf geachtet würde, was nicht nur den Bauch füllt, sondern zugleich Geist und Nerven stärkt! Die verzweifelten Umstrukturierungsversuche nach dem Pisa-Schock würden sicher auf fruchtbarere Böden fallen, wenn die Schüler konzentrierter bei der Sache wären und generell bessere Voraussetzungen für die Aufnahme und Mitarbeit hätten. Gleiches in der Wirtschaft: Unsere Betriebe leben von guten Ideen und Mitarbeiterinnen und Mitarbeitern, die mitdenken und Innovationen ideenreich vorantreiben.

Neben der kurzfristigen Wirkung ist Brainfood auch langfristig Gold wert, denn schon die Gehirnentwicklung von Kleinkindern hängt von der richtigen Ernährung ab, ohne dass die meisten Eltern davon wissen. Kinder wiederum brauchen eine andere Ernährung als berufstätige Menschen oder Senioren, die geistig fit bleiben möchten.

Die Hintergründe, Zusammenhänge und vor allem auch die praktische Umsetzung einer hirn- und nervenstärkenden Ernährung zeigt Frau Dr. Flemmer in diesem Buch. Sie tut dies so unterhaltsam und praxisnah, dass man dieses Buch gerne liest und selbst zum kompetenten Anwender wird. Umfangreiche Erklärungen stehen neben klar gegliederten Tabellen, die das Wichtigste schnell und übersichtlich aufzeigen, bis hin zu den Tipps, wie man selbst im Restaurant Brainfood-Gerichte ausfindig machen kann. Was mich als überzeugten Bio-Spitzenkoch besonders freut: auch die Qualität der Lebensmittel wird hier thematisiert und die Wirkung lebendiger Substanzen mit künstlichen verglichen (natürlich zum Vorteil der natürlichen!).

Zudem wird der Begriff Brainfood erfreulicherweise so weit gefasst, dass auch einem konstanten Blutzuckerspiegel Bedeutung beigemessen wird, der dafür sorgt, dass wir nicht vor lauter Aggressionshormonen am klaren Denken gehindert werden.

„Nervennahrung" ist ein rundum gelungenes Buch, das Ihnen auf unterhaltsame Weise zeigt, wie leicht es ist, sich klug zu ernähren. Ich wünsche Ihnen viel Freude beim Lesen, viele interessante neue Erkenntnisse und Frau Dr. Flemmer mit diesem Buch viel Erfolg und eine große interessierte Leserschaft, die von den dargestellten Erkenntnissen möglichst schnell und langfristig profitieren wird.

Herzlich
Ihr

Dr. Harald Hoppe
Bio-Schulcaterer

Einleitung

„Gute Nerven müsste man haben!“

Wer kennt das nicht? Mitten im Satz fällt einem der Name des Bekannten nicht ein, mit dem man doch gestern erst gesprochen hat. Man geht in den Keller und weiß nicht mehr, was man da eigentlich wollte. Im Supermarkt fällt einem dagegen schnell ein, wo der mühsam zusammengestellte Einkaufszettel liegt, den man jetzt eigentlich hier und nicht zu Hause brauchen würde.

Situationen wie diese kennt wohl jede und jeder – und alle haben sich schon darüber geärgert. Zudem werden diese Situationen häufiger, wenn man älter wird. Mal lacht man über die Situation, mal ärgert man sich, aber manchmal sorgt man sich doch: „Hat mich Mr. Alzheimer schon erwischt?“ Welche Tablette kann da helfen, was kann man überhaupt unternehmen? Hilft vielleicht auch eine bestimmte Ernährung oder Diät, um die Situation zu entschärfen, das Gedächtnis wieder auf Vordermann zu bringen? Es gibt sie tatsächlich, die Nahrung für das Gehirn: „Brainfood“.

Unter Brainfood versteht man Lebensmittel, die die Kopfarbeit, also die Leistung des Gehirns, optimal unterstützen, die Konzentration wach halten und die Konzentrationsfähigkeit verbessern – „Nahrung fürs Gehirn“ sozusagen. Es enthält Inhaltsstoffe, die unsere Denkleistung begünstigen.

Brainfood hat folgende Eigenschaften: Es

- liefert Vorstufen für Neurotransmitter (Gehirnbotenstoffe) oder enthält Substanzen, die für deren Bildung notwendig sind,
- unterstützt den Energiestoffwechsel im Gehirn,
- liefert Bau- und Schutzstoffe für die Zellen des Gehirns.

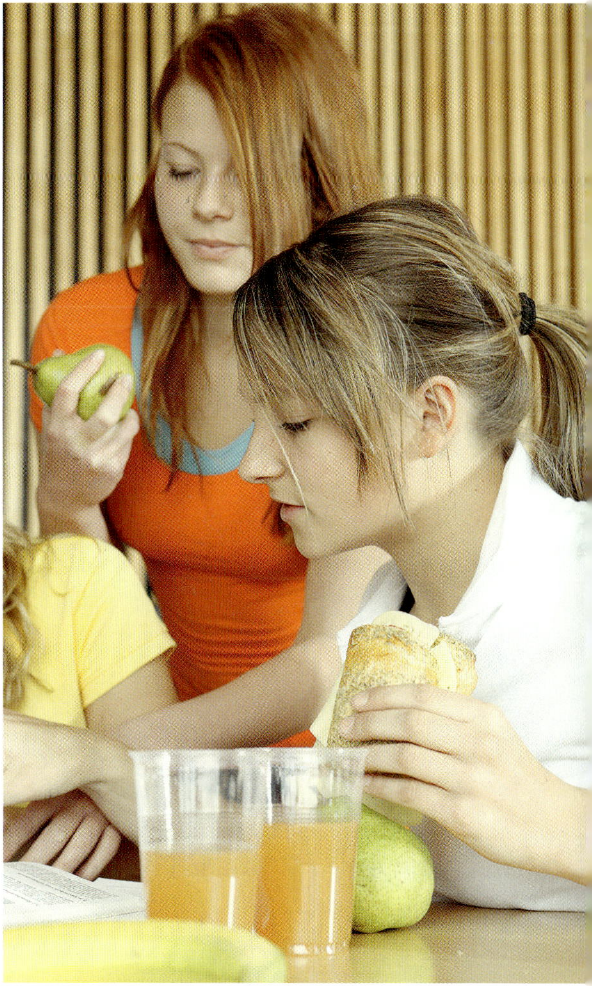

Eine derartige Ernährung fördert unser Gehirn, und dies zeigt sich in wachen, schnellen Reaktionen, man ist kreativ, hat Ideen, Ziele und Perspektiven. Und was braucht man heutzutage mehr als ein gut funktionierendes Gehirn?

Die enormen Leistungsanforderungen des heutigen Alltags, die schon Kinder betreffen, erfordern eine ausgezeichnete Konzentrationsfähigkeit und ein hervorragendes Gedächtnis. Auch mit abgeschlossener Ausbildung muss man sich ständigen Fortbildungsmaßnahmen unterziehen, um auf dem neuesten Stand zu bleiben. Die Stressbelastungen der heutigen Zeit, die dem Gehirn nicht wirklich guttun, müssen so weit wie möglich so gestaltet werden, dass sie dem Gedächtnis nicht schaden.

Dass gesunde Ernährung generell dem Körper guttut, für ein funktionierendes Immunsystem, gut durchblutete Gefäße und zur Vorbeugung vieler Krankheiten sorgt, ist bekannt. Aber inwiefern kann man mit der Ernährung etwas für das Gehirn tun? Gibt es wirklich Lebensmittel, die die Leistung unseres Denkapparates fördern? Kann man also doch die „Weisheit mit Löffeln fressen" – wie ein altes Sprichwort sagt? Nahrung, die unsere Intelligenz unterstützt? Nährstoffe, die unsere Stressbelastbarkeit erhöhen? Antworten auf diese und ähnliche Fragen erhalten Sie in diesem Buch.

Einen guten Appetit bei kluger Ernährung wünscht Ihnen

Dr. Andrea Flemmer

Das Gehirn – Sitz des Wissens und der Gefühle

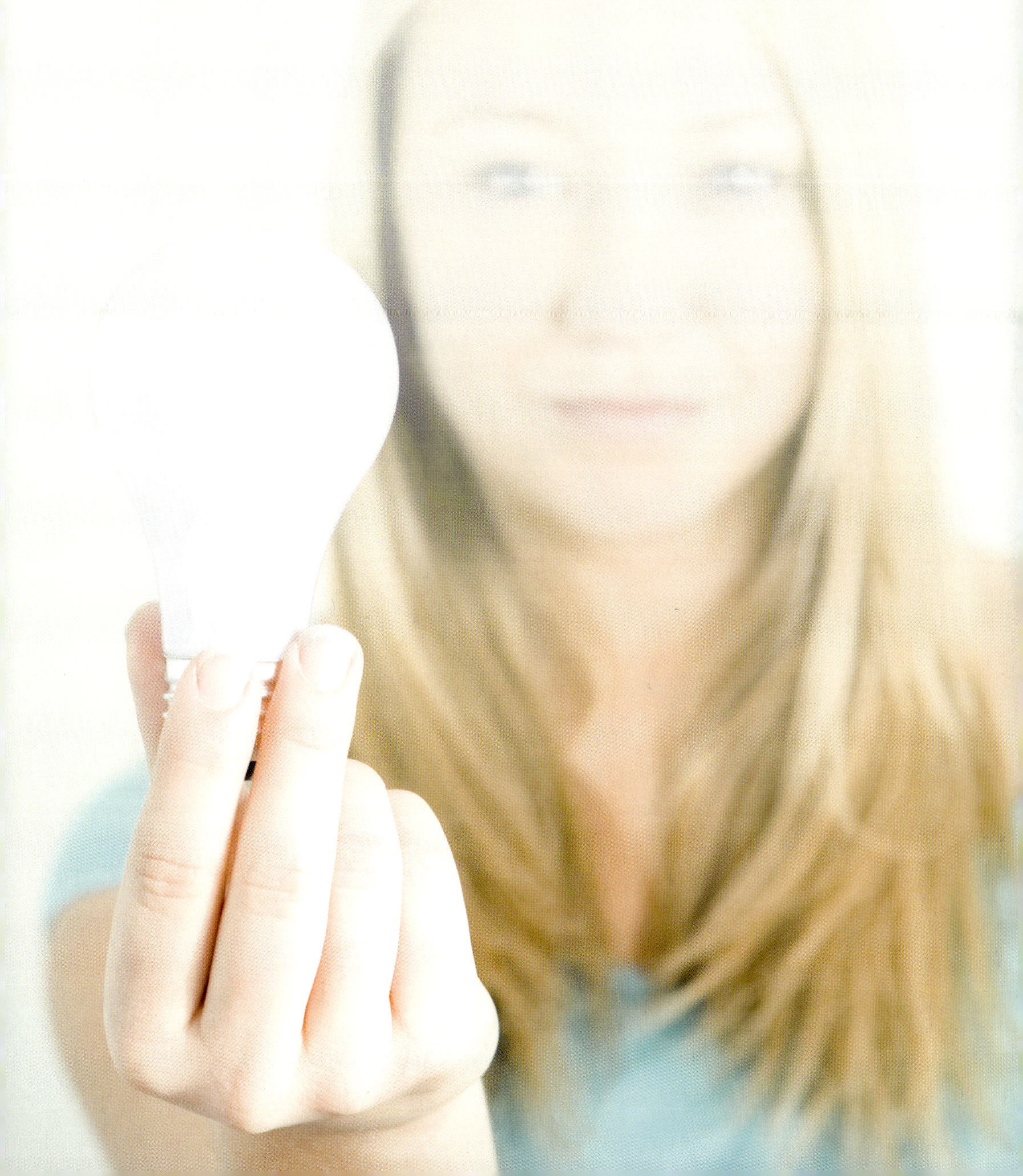

Was ist Intelligenz eigentlich?

Üblicherweise wird die jeweilige Gehirnleistung eines Menschen als Intelligenz bezeichnet. Man kann diese definieren als eine bestimmte Form der Begabung, die sich als Fähigkeit äußert, anschauliche und abstrakte Beziehungen zu erfassen, herzustellen und zu deuten. Dadurch passt man sich an neuartige Situationen an und bewältigt sie gegebenenfalls durch problemlösendes Verhalten.

Der Sitz der Intelligenz ist das Gehirn. Darunter versteht man beim Menschen den im Kopf gelegenen Teil des Zentralnervensystems (ZNS). Es wird umhüllt von der Hirnhaut und liegt geschützt in der Schädelhöhle. Unser Gehirn kann Milliarden von Informationseinheiten gleichzeitig verarbeiten und ist damit leistungsfähiger als einige Computer. Es umfasst nur etwa zwei Prozent unseres gesamten Körpergewichtes (es wiegt durchschnittlich 1,5 Kilogramm), beansprucht aber etwa 20 Prozent des gesamten Stoffwechselgrundumsatzes und des Sauerstoffverbrauchs. Damit spielt auch die Ernährung eine erhebliche Rolle für das geistige und seelische Wohlbefinden.

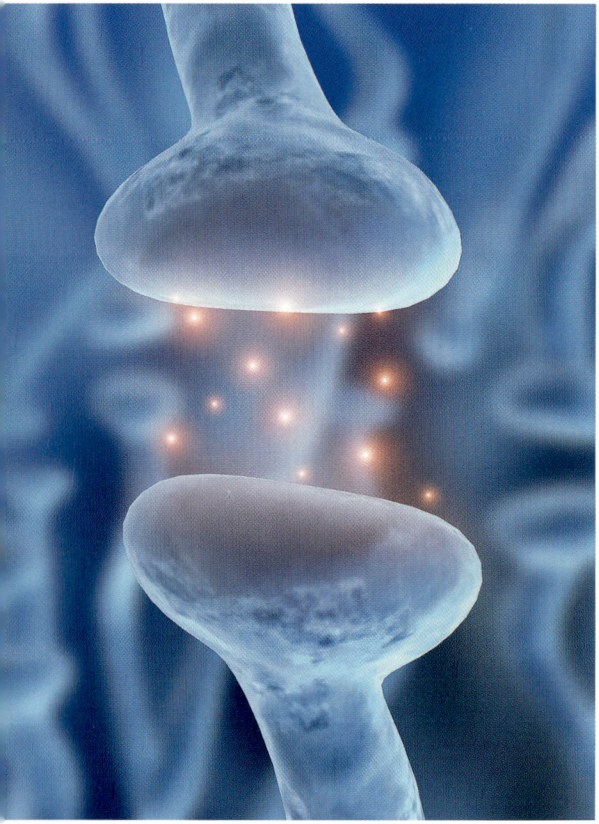

Obwohl das Gehirn in Bezug auf sein Gewicht zehnmal so viel Energie benötigt wie der Rest des Körpers, erhöhen noch so tiefschürfende Gedanken und Denkübungen den Energieverbrauch nicht wirklich. Nicht einmal totales Fasten oder wochenlanger Verzicht auf Nahrungsaufnahme haben – zumindest beim Erwachsenen – Auswirkungen auf die Intelligenz. Beim Fasten stellt sich das Gehirn allmählich auf andere Energielieferanten als Glukose (Traubenzucker) um, Experten nennen die Substanzen Ketonkörper und Aminosäuren.

Die optimale Leistungsfähigkeit unserer Denkzentrale hängt von einer guten Durchblutung und der Zufuhr von Sauerstoff ab sowie den wichtigen Nährstoffen aus den Lebensmitteln. An nur einem Tag strömen 75 Liter Sauerstoff und 1200 Liter Blut durch unser Gehirn. Dies entspricht etwa dem zehnfachen Blutdurchfluss von Muskelgewebe.

Unsere Denkzentrale enthält bis zu 100 Milliarden Nervenzellen. Davon steht jede einzelne Zelle mit bis zu 10.000 anderen Nervenzellen in Kontakt und gibt über ihre Schaltstellen, die Synapsen, die eingegangenen Impulse an sie weiter. Die Gesamtlänge aller Nervenleitbahnen erstreckt sich über etwa 100.000 Kilometer, entspricht also 2,5-mal dem Erdumfang.

Unser Gehirn steht ständig unter Schwachstrom und steuert komplizierteste Körpervorgänge, Denken, Handeln und Fühlen. Für den reibungslosen Ablauf der Informationsübermittlung sind eine Vielzahl von Botenstoffen zuständig, die „Neurotransmitter".

Gehirnzellen erneuern sich nicht, da ansonsten die gespeicherten Inhalte verloren gingen. Sie sollten also sorgsam gepflegt und gut ernährt werden.

Tests zur Messung des Intelligenzquotienten (IQ) erfassen in der Regel vor allem logisch-mathematisches, räumli-

Die drei Gehirne:

Das reptilische Gehirn steuert die Grundfunktionen des Lebens wie Bewegen, Nahrungsaufnahme, Pflege. Es ist zuständig für Routine und Sicherheit.

Das emotionale Gehirn ist der Sitz von Lachen, Spieltrieb, Sexualität, Weinen und Freude. In diesem Mittelhirn kommt alles an, bevor es im Gedächtnis gespeichert wird.

Das denkende Hirn ist für das Denken und Speichern zuständig. Hier in der Großhirnrinde sitzen auch Kreativität und Fantasie.

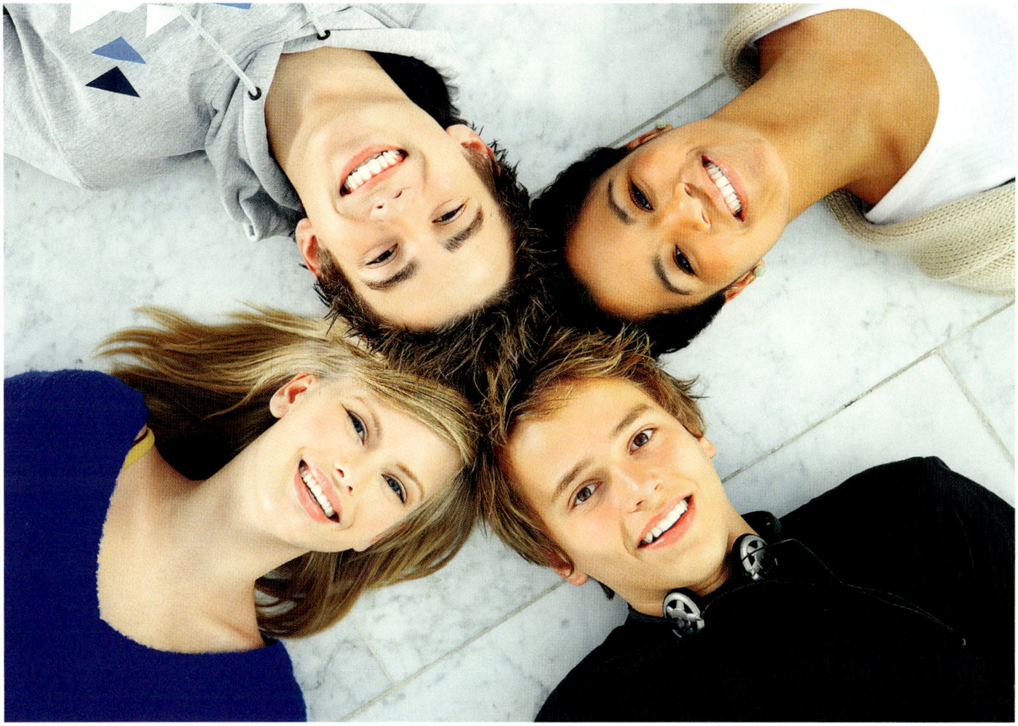

ches oder sprachliches Denken und sind umstritten. Man nutzt sie nach wie vor als Orientierung von Begabungen. Nach ihrer Einteilung sind nur 18 Prozent der deutschen Bevölkerung „intelligent" (s. folgende Tabelle).

Wie intelligent sind die Deutschen?

IQ	Stufe	% der Bevölkerung
>140	Genial	1,5
120–130	Talentiert	11
110–120	Intelligent	18
90–110	Normal begabt	48
80–90	Lernbehindert	14
70–80	Geistig behindert	5
<70	Schwachsinnig	2,5

Intelligenz ist nicht gleich Intelligenz

Howard Gardner, Psychologe aus den USA, schlug bereits in den 1980er-Jahren vor, sieben verschiedene Formen der Intelligenz zu unterscheiden:

1. Logisch-mathematische Intelligenz

Das ist die Intelligenz, die die IQ-Tests erfassen. Damit wird die Fähigkeit, Probleme logisch zu analysieren, abstrakt zu denken und mit Mengen und Zahlen umzugehen, erfasst. Die linke Gehirnhälfte ist für dieses rationale Denken zuständig. Die logisch-mathematische Intelligenz kann man auch durch Denksportaufgaben trainieren. Diejenigen, die gerne Sudokus lösen, Schach spielen oder auch Haushaltspläne aufstellen, haben hier ihre Stärken.

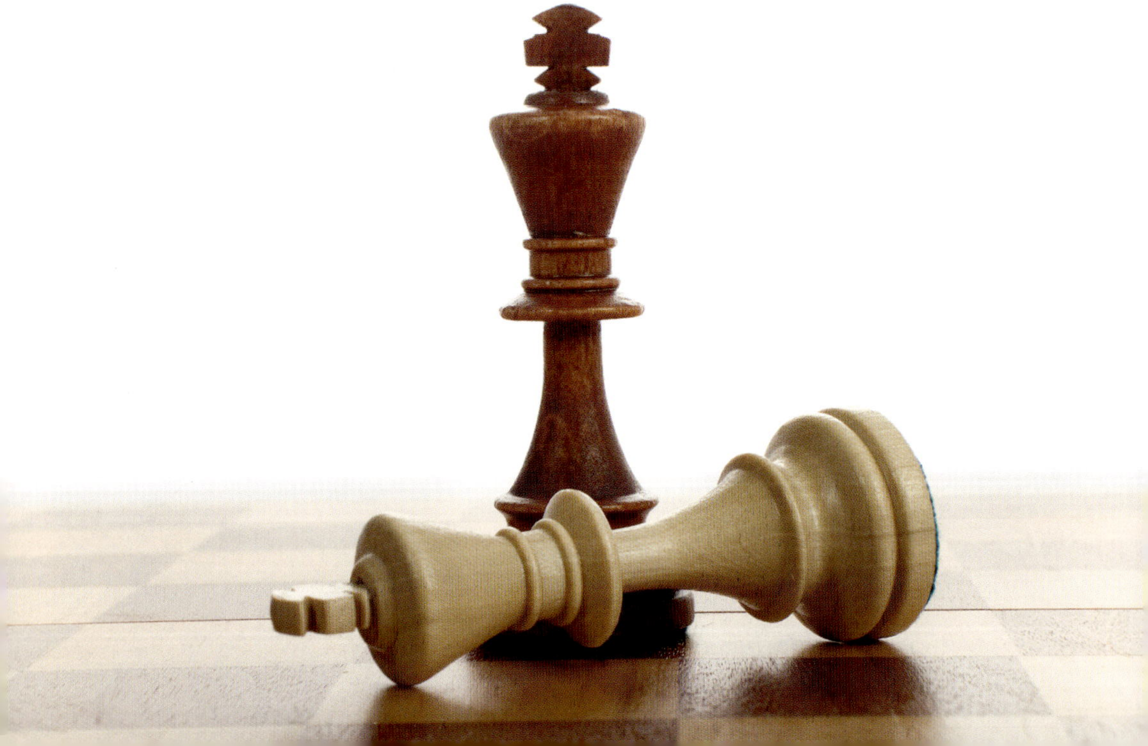

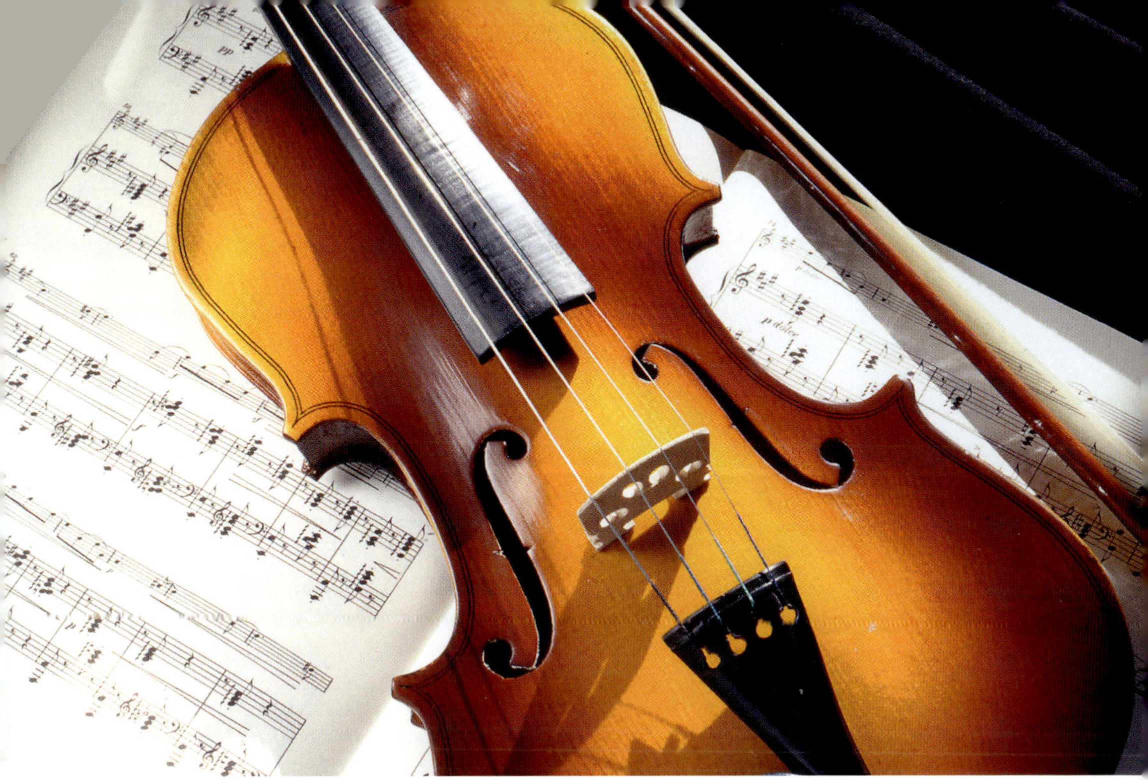

2. Räumliche Intelligenz

Diese Form der Intelligenz benötigt man, wenn man ein Haus bauen will, sich in einer fremden Stadt zurechtfinden muss oder richtig einparken will. Obwohl man Frauen unterstellt, dass sie das nicht oder jedenfalls schlechter als Männer können, schneiden sie in Tests genauso gut ab.

3. Sprachliche Intelligenz

Dazu gehört ein Sprachgefühl, eine gute Auffassungsgabe für Gesprochenes und Kreativität beim Umgang mit Sprache. Auch diese Intelligenzform findet man überwiegend in der linken Großhirnhälfte.

4. Musikalische Intelligenz

Die Fähigkeit zum Musizieren, ein absolutes Gehör sowie ein feines Gehör und Rhythmusgefühl sind zum Teil angeboren. Musiziert man, trainiert man damit gleichzeitig Feinmotorik, Körperwahrnehmung und Hirnbereiche, die Gefühle verarbeiten.

5. Körperlich-kinästhetische Intelligenz

Körperliche Intelligenz haben diejenigen mit Körperbeherrschung und gutem Gleichgewichtssinn. Dies findet man bei Sportlern, Tänzern und Artisten. Aber auch handwerkliches Geschick und gute Feinmotorik zählen zu dieser Art Intelligenz.

6. Soziale Intelligenz

Einfühlsamkeit, Mitgefühl und Teamgeist gehören dazu.

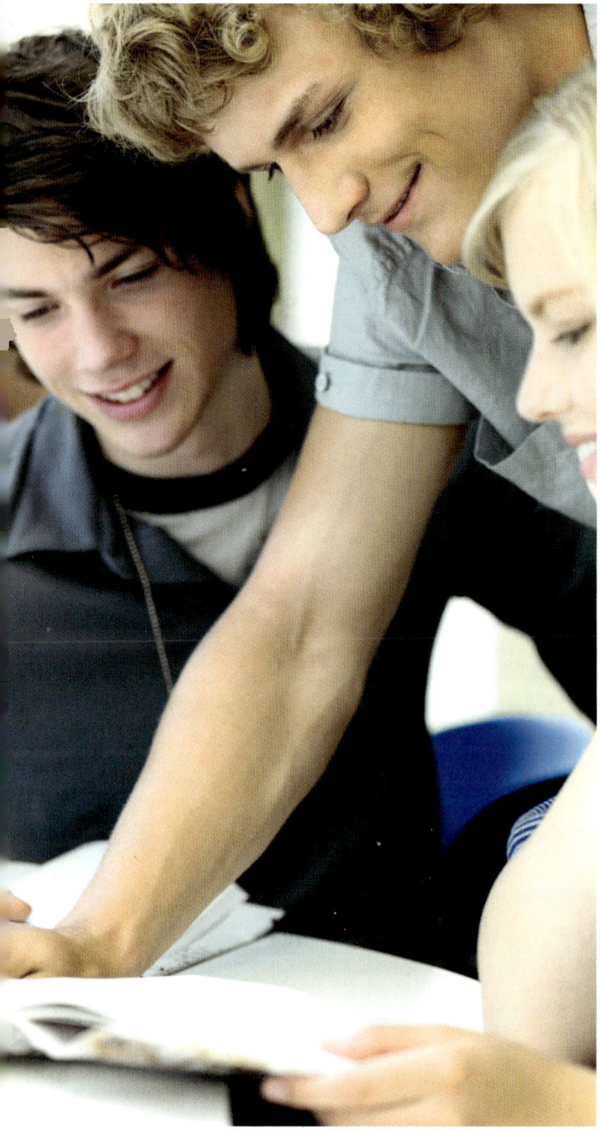

7. Emotionale Intelligenz

Damit man im Leben Erfolg hat, muss man seine Gefühle richtig einordnen können. Außerdem ist es wichtig, seine Grenzen zu kennen sowie mit seinen Stärken und Schwächen entsprechend umgehen zu können. Das nennt man emotionale Intelligenz.

Mit seiner Ansicht, dass es verschiedene Formen der Intelligenz gibt, ist Howard Gardner nicht allein. Auch der Ehrenpräsident der Hochschule für Musik und Theater in Hamburg, Hermann Rauhe, weist darauf hin, dass der berufliche und private Erfolg nicht nur vom traditionellen Intelligenzquotienten abhängt. Auch er betont, dass dieser ausschließlich die sprachliche, die mathematisch-logische und die räumliche Intelligenz umfasst. Unberücksichtigt bleiben die musikalische, die körperlich-kinästhetische, die soziale und emotionale Denkfähigkeit. Diese Komponenten umfassen seiner Meinung nach mindestens 80 Prozent der geistigen Fähigkeiten. Er meint, dass der konventionelle IQ um diese Faktoren erweitert werden müsste. Auch der amerikanische Intelligenzforscher Robert Sternberg bestätigt dies.

Viele Schulsysteme fördern vorwiegend die logisch-mathematische, räumliche und sprachliche Intelligenz, die zudem gleichzeitig vorhanden sein muss. Damit versäumt man es, für die Gesellschaft wichtige Talente zu entdecken und zu unterstützen.

Essen ohne oder mit Köpfchen – was schadet dem Gehirn und den Nerven?

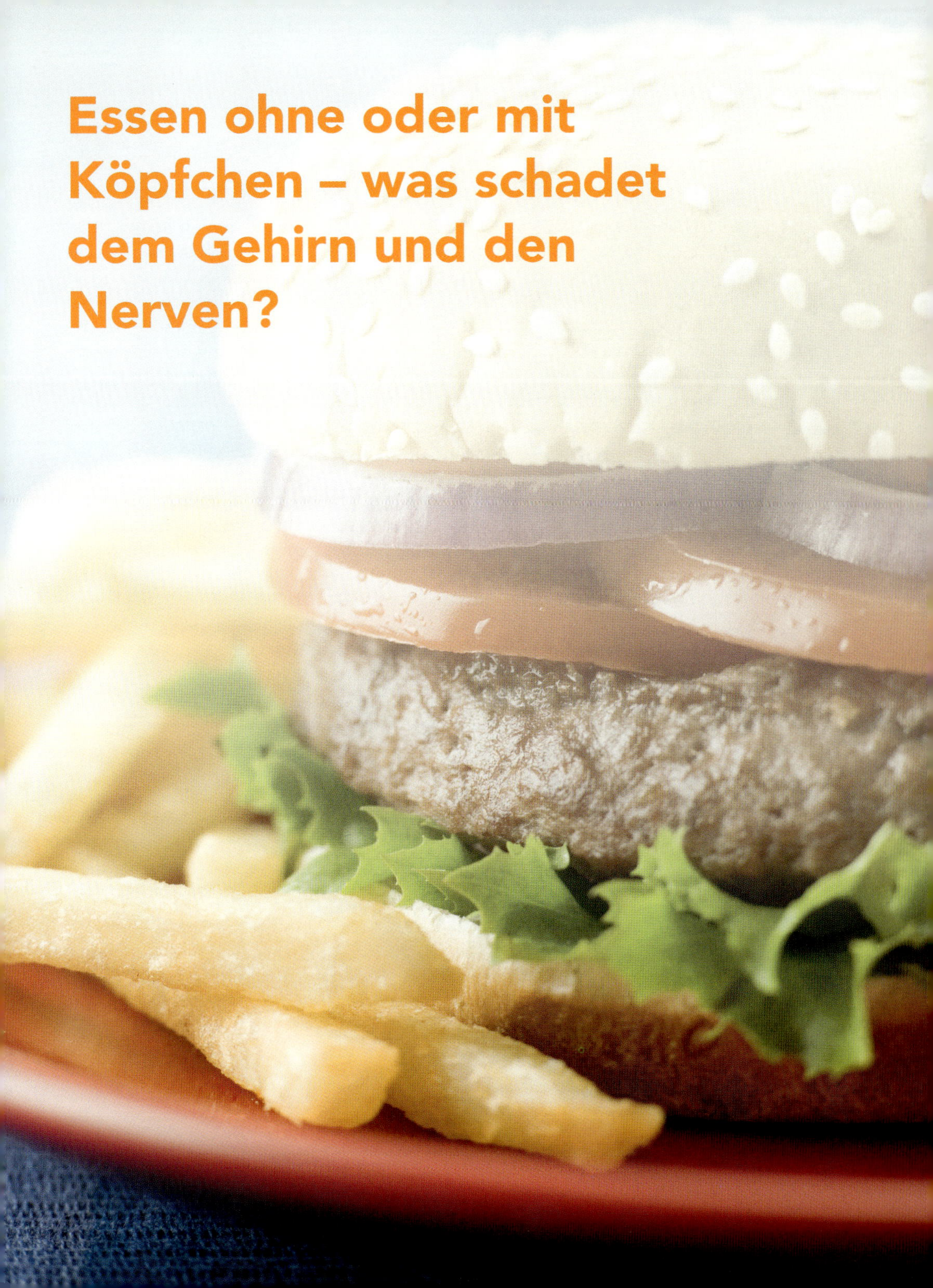

Der Star des Films „Super Size Me“ nahm einen Monat lang Fast Food zu sich. Anschließend fühlte er sich nicht mehr wohl. Wissenschaftler warnen nun davor, dass sich ungesunde Ernährung auch auf die geistigen Fähigkeiten auswirkt. Diese Vermutung bestätigten erste Tierversuche. Tatsächlich konnten sich mit fettreichem Fast Food gefütterte Mäuse im Labyrinth schlechter orientieren als diejenigen Tiere, die besseres Futter bekamen. Entsprechend empfehlen Forscher, Nahrungsmittel mit einem hohen Anteil an Transfettsäuren zu meiden. Diese Art Fette entstehen, wenn pflanzliche Öle durch Fetthärtung in eine feste Form überführt, also gehärtet werden, damit sie streichfähig sind. Derartiges findet man nicht nur bei minderwertigen Margarinen, sondern auch bei stark verarbeiteten Fertigprodukten – wie eben dem Fast Food.

Aber es gibt nicht nur Tierversuche, die aufhorchen lassen: Wissenschaftler der Universität Chicago haben mittels eines IQ-Tests herausgefunden, dass die Hirnleistung von Schülern in nur einem Monat um 30 Prozent stieg, wenn sie statt Fast Food Nüsse und Äpfel in der Pause bekamen!

Auch einige Zusatzstoffe stehen im Verdacht, auf das Gehirn einzuwirken. Wissenschaftler vermuten, dass bestimmte Konservierungsmittel und Farbstoffe die Konzentrationsfähigkeit verschlechtern und Hyperaktivität bei Kindern fördern. Biolebensmittel ersparen Ihnen viele Zusatzstoffe, außerdem enthalten sie in der Regel mehr Antioxidantien, die vor den gefürchteten freien Radikalen schützen.

Ebenso fördert Übergewicht unser Gehirn nicht unbedingt. Australische Forscher unterzogen 96 Versuchsteilnehmer 2007 einer Diät. Sie fanden heraus, dass sich mit der Gewichtsreduzierung das Denkvermögen verbesserte.

„Alkohol macht Birne hohl!“, heißt es in einer vom Amt der oberösterreichischen Landesregierung herausgegebenen Aufklärungsbroschüre für Jugendliche. Aber eigentlich sollte es längst bekannt sein: Alkohol schadet den Gehirnleistungen. Das konnte sogar durch wissenschaftliche Untersuchungen bestätigt werden. Sie haben den Beweis erbracht, dass durch Alkoholkonsum vor allem die Gehirnzellen geschädigt und damit die Konzentrationsfähigkeit und das Denkvermögen beeinträchtigt werden. Dass Ähnliches für Drogen gilt, versteht sich von selbst.

Das schadet auf Dauer dem Gehirn und den Nerven:

- Fast Food
- Fettreiche Speisen
- Evtl. Zusatzstoffe wie Konservierungs- und Farbstoffe
- Alkohol
- Drogen
- Übergewicht
- Stress

Wie ernährt man sich intelligent? Die Nährstoffe des Gehirns

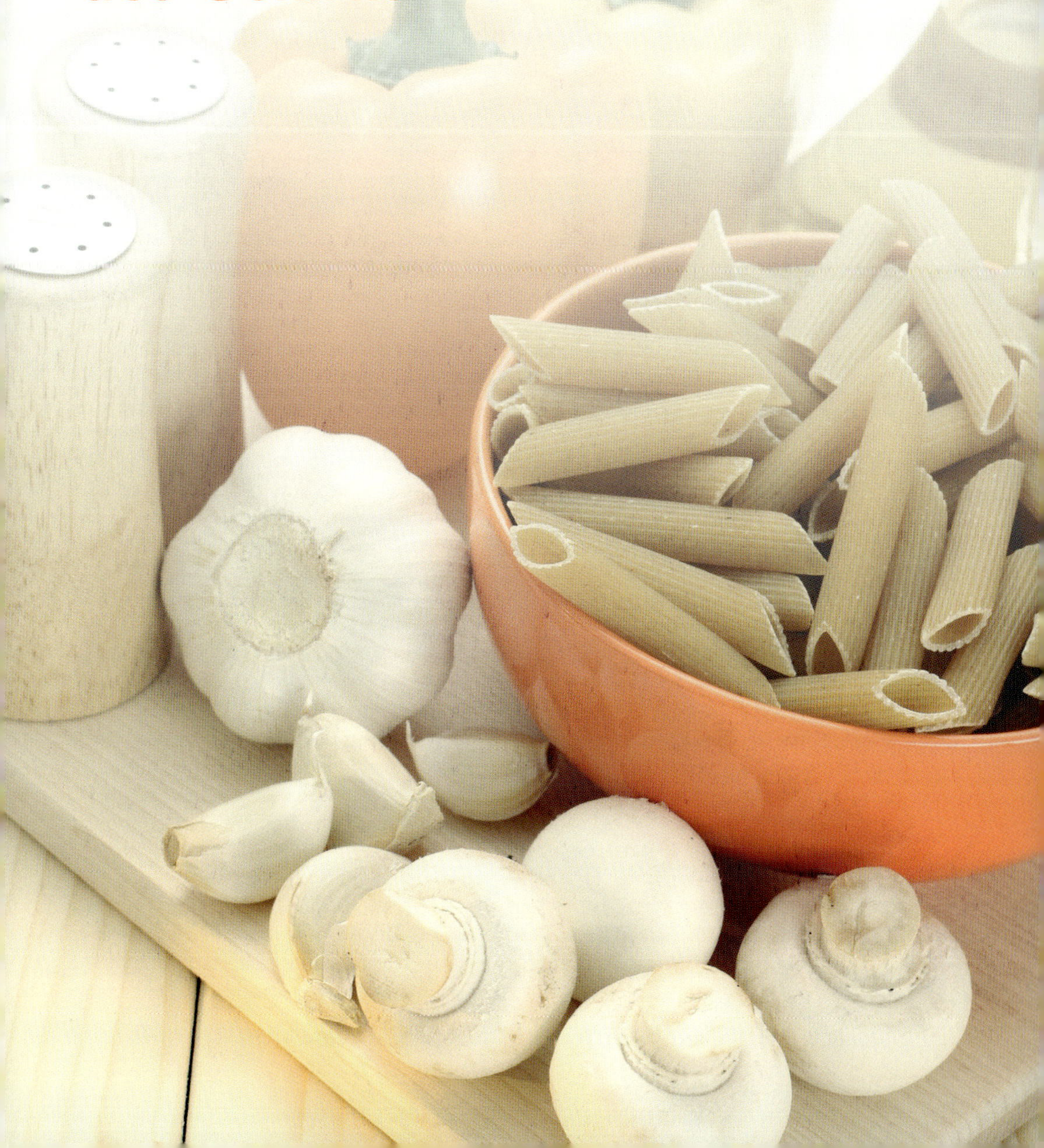

Seit Menschengedenken versucht man, die Intelligenz des Menschen über die Ernährung zu beeinflussen. Das ging sogar so weit, dass vor langer Zeit die Opfer von Kriegen bzw. ausschließlich deren Gehirn verzehrt wurde, um sich die geistigen Fähigkeiten des Besiegten „einzuverleiben". Aber kann man die Intelligenz durch Ernährung überhaupt beeinflussen? Diese Frage ist relativ einfach zu beantworten: Die angeborene Intelligenz nicht – das ist genetisch bedingt. Jedoch kann man die geistige Leistungs- und Konzentrationsfähigkeit durch eine ausgewogene Ernährung durchaus verbessern. Eine intelligente Ernährung ist also möglich!

Wird das Gehirn nicht optimal versorgt, kann dies zu Konzentrations- und Gedächtnisproblemen, Depressionen, Stimmungsveränderungen oder geistiger Verwirrung führen. Mit einer entsprechenden Nahrung lassen sich unsere grauen Zellen gezielt auf Trab bringen. Zusätzlich schützt man die Schaltzentrale des Körpers vor der Entstehung von Krankheiten.

Man kann tatsächlich die Hirnleistungsfähigkeit, vor allem auch die Gefäßsituation und somit die Durchblutung des Gehirns, sowie den Hirnstoffwechsel über Jahre hinaus verbessern. Sogar wissenschaftlich bewiesen ist inzwischen, dass zwischen der Ernährung und den Abläufen im Gehirn ein direkter Zusammenhang besteht. Dadurch entstand ein neues Forschungsgebiet: „Nutritional Neuroscience" – die nahrungsbezogene Hirnforschung. Dabei spielt auch die richtige Kombination eine Rolle: Dies bestätigten australische Forscher, die 96 übergewichtige Versuchsteilnehmer eine kohlenhydratreiche und fettarme Diät durchführen ließen. Die Probanden mit der fettarmen Diät schnitten in Intelligenz- und Logiktests deutlich besser ab als die restlichen Versuchsteilnehmer.

Das Gehirn funktioniert, indem es aus der Nahrung Energie (aus Glukose = Taubenzucker) gewinnt und aus den Aminosäuren (Eiweißbausteine) Botenstoffe (sog. Neurotransmitter, übersetzt in etwa „Nervenbotenstoffe") herstellt. Letztere steuern unser Denken, Gedächtnis, die Sprache, Aufnahmefähigkeit und vieles mehr. Die Rädchen im Kopf drehen sich so wie geölt.

Im Unterschied zu den Muskeln und der Leber kann das Gehirn praktisch keine Energie speichern, es kann keine Reserven bilden. Gehirnzellen brauchen deshalb ständig Nachschub. Sinkt der Blutzuckerspiegel, werden wir nicht nur „flatterig", sondern denken auch nicht mehr optimal. Zu üppige Mahlzeiten machen das Gehirn dagegen müde. Das Gehirn genießt vor allem im Energiestoffwechsel eine absolute Priorität vor allen anderen Organen; ein eventuell auftretender Mangel betrifft zuerst alle anderen Gewebe.

Bestimmte Nahrungsmittel haben einen entscheidenden Einfluss auf hormonelle Regelkreise, Neurotransmitterbildung und -wirkung, auf die Funktionstüchtigkeit der Zellwände und somit auf die geistig-nervliche Fitness. Spezielle „Gehirnlebensmittel" (Brainfood) enthalten wichtige Vorstufen von Neurotransmittern oder Stoffen, die für eine effektive Bildung dieser Botenstoffe wichtig

Nur ein richtig ernährtes Gehirn kann gute Konzentrations- und Gedächtnisleistungen bieten und einwandfreie Steuerfunktionen für den gesamten Organismus liefern. Voraussetzung dafür ist, dass es immer wieder trainiert wird. Denn wie die Muskeln, verlangt auch das Gehirn ständiges Training.

sind. Sie liefern die richtige Energie oder auch Stoffe, die für die Energieverwertung gebraucht werden, und sie enthalten spezielle Bau- und Schutzstoffe.

Unsere Denkzentrale benötigt also eine kontinuierliche Versorgung mit Energie und Sauerstoff über die Blutbahn. Aber auch weitere Substanzen benötigt man, um lernen und denken zu können. Nachfolgend erfahren Sie, welche das sind.

Auf einen Blick: Was braucht das Gehirn?

Je nach Zusammensetzung der Nahrung verändern sich die Konzentrationsfähigkeit und die geistige Leistung. Durch die Neurotransmitter oder Botenstoffe kann man Verhalten, Denken und Gefühlslage beeinflussen.

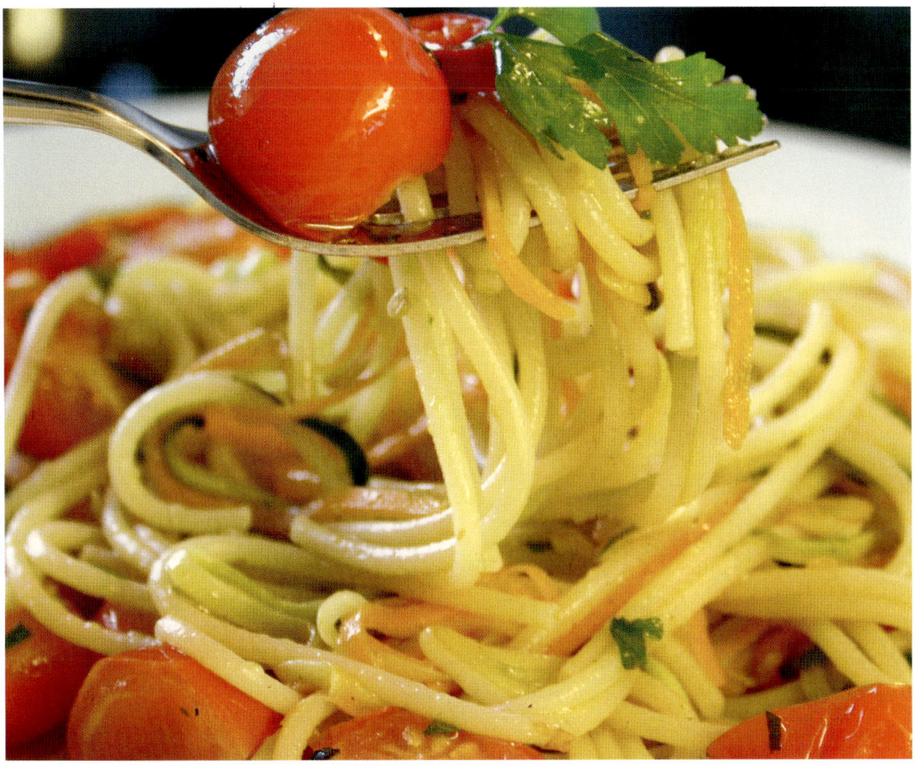

Für die Gehirnfunktionen allgemein

Lebensmittel/ -bestandteil	So wirken sie	Da stecken sie drin	So wirkt sich ein Mangel aus
Komplexe Kohlenhydrate	Glukoselieferant für die Energieversorgung	Vollkorngetreideprodukte, vor allem Hafer, aber auch Hartweizenteigwaren al dente gekocht, Vollkornreis, -nudeln, -brot, Kartoffeln, Obst und viele Gemüsesorten sowie Hülsenfrüchte wie Bohnen oder Erbsen	Gestörter Wasserhaushalt, fehlende Energie
Flüssigkeit	Nährstofftransport, Bestandteil von Gehirn- und Nervenzellen	Wasser, Mineralwasser, ungesüßte Kräuter- und Früchtetees, Saftschorle	Gedächtnisstörung, verringerte geistige Leistungsfähigkeit, Müdigkeit
Eisen	Blutbildung, Sauerstofftransport zum Gehirn, Produktion von Hormonen und Botenstoffen	Schweineleber, Hefe, Kalbs- und Rinderniere, Kürbiskerne, Sesam, Hirse, Weizenkeime und -kleie, Amaranth, Quinoa, Kakao	Unkonzentriertheit, Müdigkeit
Eiweiß	Stoffliche Voraussetzung für das Lernen	Fisch, mageres Fleisch, fettarme Milchprodukte, Hafer, Hülsenfrüchte inkl. Sojaprodukte und Nüsse	Wachstumsstörungen, Haarausfall, Muskelschwäche
B-Vitamine	Neurotransmitterbildung, Energiebereitstellung	Hefe, Weizenkeime und -keimlinge	Gedächtnisprobleme, Reizbarkeit, Müdigkeit, Schlaflosigkeit

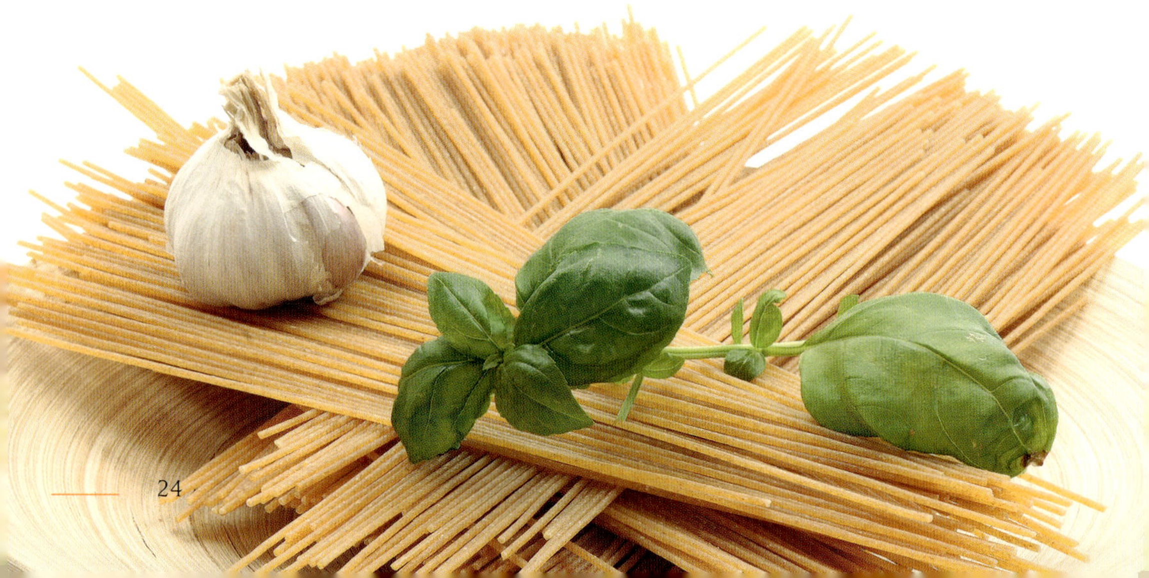

Lebensmittel/ -bestandteil	So wirken sie	Da stecken sie drin	So wirkt sich ein Mangel aus
Chlorophyll	Beeinflussung der Verfügbarkeit von Sauerstoff	Grüne Pflanzen wie Salat, Kräuter, Spinat, Brennnessel oder Algen, Oliven	Verringerung der geistigen Leistungsfähigkeit
Tyrosin	Ausgangssubstanz für Adrenalin, Noradrenalin und Dopamin	Fisch, Fleisch, Milchprodukte	Müdigkeit
Tryptophan mit Kohlenhydraten und B-Vitaminen	Ausgangssubstanz für Serotonin	Käse, Sojabohnen, Erd- und Cashewnüsse, Linsen, Fleisch	Konzentrationsschwäche, Depressionen
Magnesium	Energiehaushalt, Stressabbau	Weizenkleie und -keime, Kakao, Sonnenblumenkerne, Sesam, Amaranth, Quinoa, Cashew- und Kürbiskerne, Mandeln, Haselnüsse, Portulak	Konzentrationsschwäche, Nervosität
Acetylcholin	Neurotransmitter	Soja-Lecithin, Bierhefe, Tofu, Nüsse, Weizenkeime, Leber, Ei, Käse	Verschlechterung der Gedächtnisleistung
Dopamin	Neurotransmitter	Soja, Gemüse, Nüsse, Samen, Weizenkeime, Milchprodukte (z. B. Käse), Fleisch, Eier, Fisch, Mischpollen	Bewegungsstörungen, Depressionen, Tagesmüdigkeit, Antriebsstörungen, Motivationsverlust
Vitamin B_1	Neurotransmitter- und Kohlenhydratstoffwechsel	Hefe, Weizenkeime, -keimlinge, Sonnenblumenkerne, Roggenkeimlinge	Apathie, Angst, Depression, Demenz, Reizbarkeit
Vitamin B_3	Erhält das Nervensystem	Hefe, Kaffeeextraktpulver, Weizenkleie, Kalbs-, Rinder-, Hühner- und Schweineleber, Erdnüsse	Müdigkeit, Konzentrationsschwäche, Vergesslichkeit, Kopfschmerzen
Vitamin B_{12}	Enzymbestandteil, Zellneubildung, Nervenschutzvitamin	Kalbs-, Rinder- und Schweineleber sowie -niere, Hering, Rindfleisch, Lachs, Seelachs, Käse	Gedächtnisprobleme, Desorientierung, Demenz

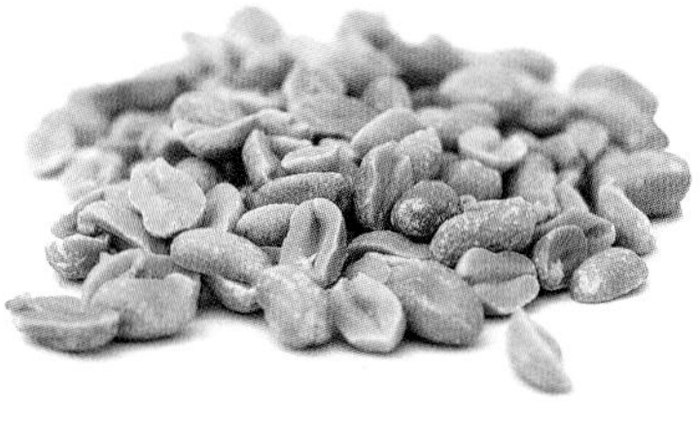

Für die Lernleistung und den Lernerfolg

Lebens-mittel/-bestandteil	So wirken sie	Da stecken sie drin	So wirkt sich ein Mangel aus
Chlorophyll	Beeinflussung der Verfügbarkeit von Sauerstoff	Grüne Pflanzen wie Salat, Kräuter, Spinat, Brennnessel oder Algen, Oliven	Verringerung der geistigen Leistungsfähigkeit
Kalzium	Informationsvermittlung in den Synapsen	Sesam- und Mohnsamen, Parmesan, Bergkäse, Appenzeller, Emmentaler und andere Hartkäsesorten, Mandeln	Intelligenzdefekte, hormonelle Störungen
Acetylcholin	Neurotransmitter	Soja-Lecithin, Bierhefe, Tofu, Nüsse, Weizenkeime, Leber, Ei und Käse	Verschlechterung der Gedächtnisleistung
Zink	Enzymbestandteil	Weizenkeimlinge und -kleie, Bierhefe, Kürbiskerne, Haferflocken, Leinsamen, Edamer, Rindfleisch, Kalbsleber	Depressionen, Aggressivität, Lernschwäche

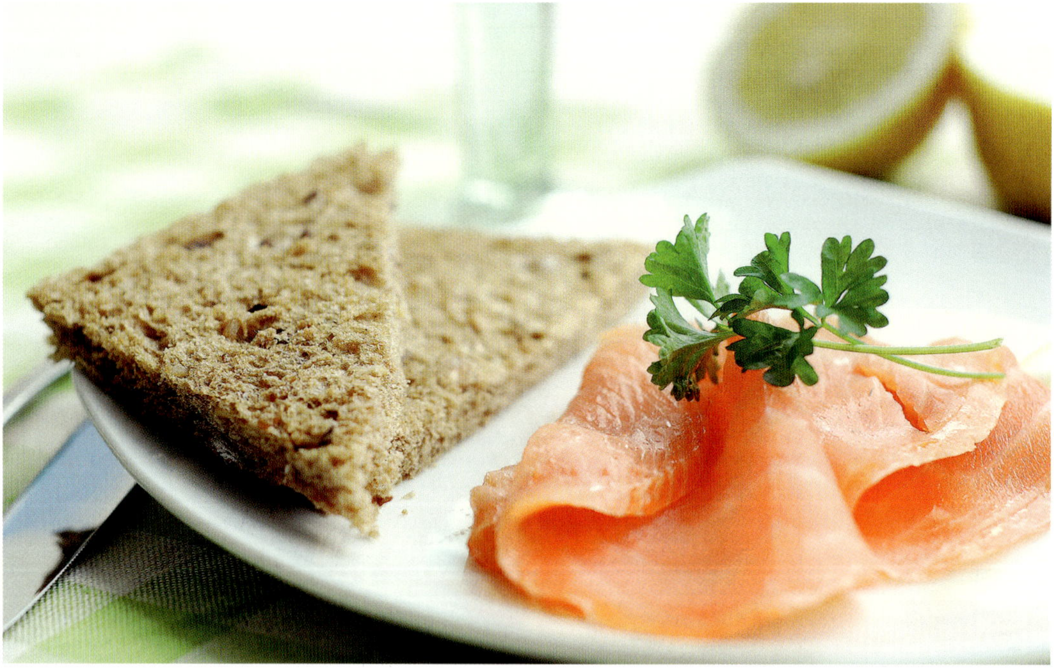

Für die geistige Leistungsfähigkeit, das Denkvermögen und den Nervenschutz

Lebensmittel/ -bestandteil	So wirken sie	Da stecken sie drin	So wirkt sich ein Mangel aus
Lysin	Ausgangssubstanz für Karnitin	Parmesan, Garnelen, Schweine- und Rinderfilet, Weizenkeime, Sojabohnen, Linsen, Hühnchen, Erdnüsse	Verschlechterung der geistigen Leistungsfähigkeit
Asparaginsäure	Zellfunktion	Spargel	Müdigkeit
Threonin	Schutz der Blutgefäße	Rindfleisch, Eier, Käse, Mischpollen	Fettablagerungen in Gefäßen, verringerte geistige Vitalität
Isoleucin	Verbessert Denkvermögen und Psyche	Fleisch, Lachs, Weizenkeime, Nüsse, Erdnüsse	Verschlechterung des Denkvermögens
Omega-3-Fettsäuren	Gerüstfunktion und Unterstützung der Übertragung von Nervenimpulsen	Hering, Wildlachs, Sardinen, Makrelen, Lein-, Walnuss- und Rapsöl	Arterienverkalkung, Schlaganfall
Vitamin C	Schutz vor freien Radikalen, Neurotransmitterbildung	Rote Paprika, Kiwis, Erdbeeren, Orangen	Leistungsschwäche, Müdigkeit, Erschöpfung, Reizbarkeit

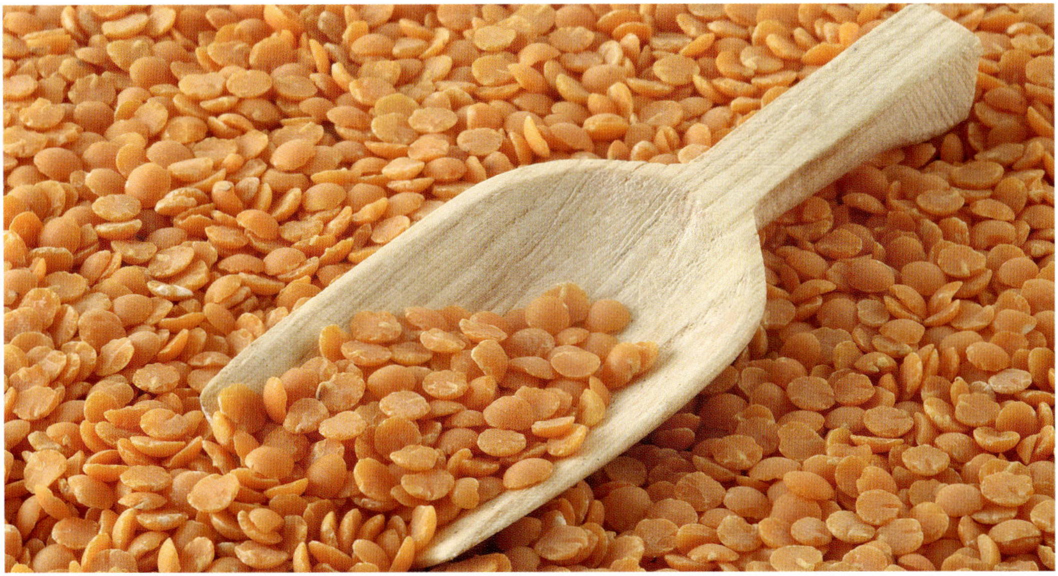

Für die Gedächtnisleistung

Lebensmittel/ -bestandteil	So wirken sie	Da stecken sie drin	So wirkt sich ein Mangel aus
Phenylalanin	Ausgangssubstanz für Adrenalin, Noradrenalin und Dopamin	Sojabohnen, Käse, Erdnüsse, Weizenkeime, Mandeln, Thunfisch, Rindfleisch, Forellen, Hüttenkäse	Depressionen, Stimmungsschwankungen
Vitamin B_1	Neurotransmitter- und Kohlenhydratstoffwechsel	Hefe, Weizenkeime und -keimlinge, Sonnenblumenkerne, Roggenkeimlinge	Apathie, Angst, Depression, Demenz, Reizbarkeit
Lecithine	Ausgangssubstanz für den Neurotransmitter Acetylcholin	Walnüsse, Eidotter, Hefe, Mais, Erbsen, Sojaprodukte (z. B. Tofu), Lupinen, Raps, Sonnenblumenkerne, kalt gepresste Pflanzenöle, Buttermilch, Leber, Fleisch, Fisch	Erschöpfung, Müdigkeit, Nervosität
Acetylcholin	Neurotransmitter	Soja-Lecithin, Bierhefe, Tofu, Nüsse, Weizenkeime, Leber, Ei, Käse	Verschlechterung der Gedächtnisleistung
Vitamin B_{12}	Enzymbestandteil, Zellneubildung, Nervenschutzvitamin	Kalbs-, Rinder- und Schweineleber sowie -niere, Hering, Rindfleisch, Lachs, Seelachs, Käse	Gedächtnisprobleme, Desorientierung, Demenz
Vitamin B_9	Beteiligt an der Dopamin- und Serotoninproduktion, schützt vor Verlust von Hirnzellen	Hefe, Rind- und Kalbsleber, Mungbohnen, Kichererbsen, Weizenkleie, frischer Grünkohl, Erdnüsse, Erbsen	Müdigkeit, Konzentrationsschwäche, Vergesslichkeit, Kopfschmerzen
Zink	Enzymbestandteil	Weizenkeimlinge und -kleie, Bierhefe, Kürbiskerne, Haferflocken, Leinsamen, Edamer, Rindfleisch, Kalbsleber	Depressionen, Aggressivität, Lernschwäche
Serin	Freisetzung von Neurotransmittern, Synapsenaktivität	Weizen, Sojabohnen, Erdnüsse	Verringerung der Denkfähigkeit, Beeinträchtigung des Kurzzeitgedächtnisses

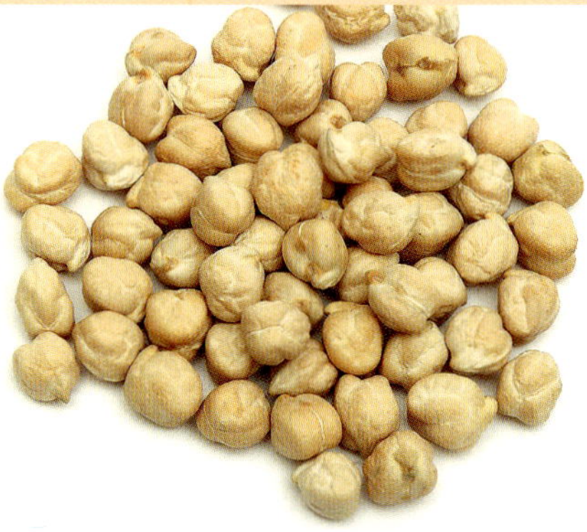

Für die Entspannung, Erholung, Beruhigung und zur Stressminderung

Lebensmittel/ -bestandteil	So wirken sie	Da stecken sie drin	So wirkt sich ein Mangel aus
Tryptophan kombiniert mit Kohlenhydraten	Umwandlung in das „Glückshormon" Serotonin	Pasta mit Gemüsesoße, warme Milch mit Honig	Konzentrationsschwäche, Depressionen
Acetylcholin	Neurotransmitter	Kombination aus Melone und Pfirsich	Verschlechterung der Gedächtnisleistung
Magnesium	Energiehaushalt, Stressabbau	Weizenkleie und -keime, Kakao, Sonnenblumenkerne, Sesam, Amaranth, Quinoa, Cashew- und Kürbiskerne, Mandeln, Haselnüsse, Portulak	Konzentrationsschwäche, Nervosität
Vitamin C	Umwandlung von Tryptophan in eine Vorstufe des Serotonins	Hagebutte, Guave, schwarze Johannisbeeren, rote Paprika, Kiwis, Erdbeeren	Leistungsschwäche, Müdigkeit, Erschöpfung, Reizbarkeit

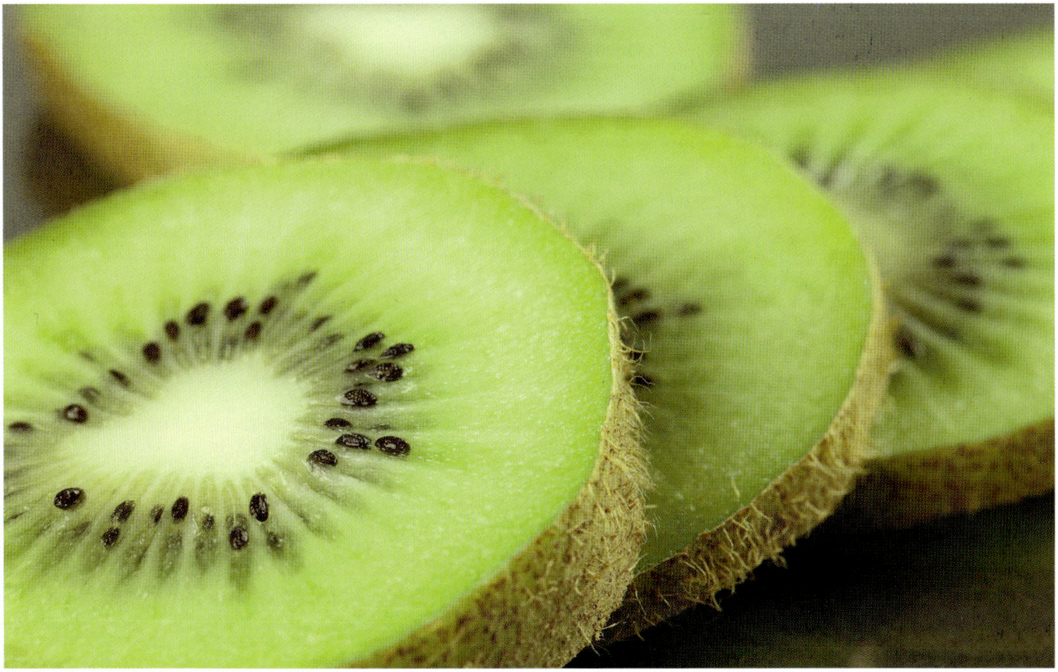

Zucker und Stärke (Kohlenhydrate)

Damit unser Gehirn optimal funktioniert, ist regelmäßige Energiezufuhr wichtig. Die wesentliche Energiequelle des Gehirns ist Glukose, auch Traubenzucker genannt. Man benötigt davon täglich etwa 120 g, um optimal Informationen verarbeiten zu können und dem Benutzer zu einem guten Gedächtnis zu verhelfen. Auch um weniger Fehler zu machen, ist dieser „Treibstoff" erforderlich. Jedoch muss man nicht ständig Zucker essen, um seine Denkzentrale optimal zu versorgen. Komplexe Kohlenhydrate oder auch Vielfachzucker erfüllen diesen Zweck viel besser.

Zucker gehören zu den Kohlenhydraten, die sehr vielfältig sind. Sie werden nach Größe der Moleküle eingeteilt in Einfach- bzw. Mehrfachzucker.

Je nach Aufbau der Kohlenhydrate ist ihre Wirkung unterschiedlich. So müssen Zwei- und Mehrfachzucker im Rahmen der Verdauung in Einfachzucker aufgespalten werden. Nur diese können die Blut-Hirn-Schranke überwinden, so in das Gehirn gelangen und es versorgen.

Einteilung von Zucker

Einfachzucker (Monosaccharide, bestehend aus einem Zuckermolekül) sind:

- Glukose (Traubenzucker)
- Fruktose (Fruchtzucker)
- Galaktose (Schleimzucker)

Zweifachzucker (Disaccharide) sind:

- Saccharose (Rohrzucker oder Haushaltszucker aus je einem Molekül Glukose und Fruktose)
- Maltose (Malzzucker)
- Laktose (Milchzucker)

Mehrfach- oder Vielfachzucker bzw. sog. komplexe oder langkettige Kohlenhydrate (Polysaccharide) sind:

- Maltodextrose oder Stärke (z. B. in Mehl und Kartoffeln). Die Bezeichnung „Stärke" ist schon ein Hinweis darauf, dass uns diese Substanz stark macht, sowohl die Muskeln kräftigt als auch die Nerven ernährt.

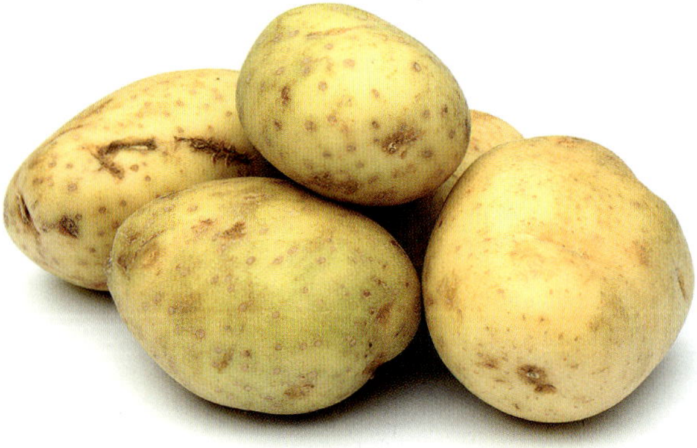

Isst man Süßigkeiten oder Honig, in denen reichlich Einfachzucker (und auch die relativ schnell aufzuspaltenden Zweifachzucker) enthalten sind, dann gelangt eine große Menge Glukose sehr schnell in die Blutbahn. Der Blutzuckerspiegel steigt rasch an. Zum Teil gelangen Einfachzucker sogar schon über die Mundschleimhaut in die Blutbahn.

Die Bauspeicheldrüse reagiert auf die hohe Zuckermenge und schüttet große Mengen des Hormons Insulin aus. Dadurch wird der Blutzucker sehr schnell „abgebaut", das heißt in die Körperzellen aufgenommen. Das Ergebnis: kaum oder kein Zucker befindet sich mehr im Blut, „Unterzuckerung" und damit Heißhunger, Konzentrationsmangel sowie Müdigkeit sind die Folgen.

Die komplexen Kohlenhydrate, also die Mehrfachzucker, die man unter anderem in Vollkornprodukten findet, werden nur langsam in ihre Bestandteile, die Einfachzucker, abgebaut. Dafür werden Enzyme benötigt, die bei den einfachen Zuckern unnötig sind. Für sie ist Verdauungsarbeit erforderlich. Am wenigsten benötigt man für die Zweifachzucker wie unserem Haushaltszucker. Etwas mehr Verdauungsarbeit ist bei Backwaren und Brot aus hellem Mehl (Ciabatta, Toast- und Weißbrot und -brötchen sowie bei hellem Gebäck) erforderlich. In Mischbrot sind dagegen schon Ballaststoffe enthalten, die mehr Verdauungsarbeit erfordern. Schließlich muss bei Vollkornbrot die höchste Aktivität zur Gewinnung des Zuckers aufgewendet werden. Infolgedessen steigt der Blutzuckerspiegel nur langsam an und bleibt über längere Zeit konstant. Das bedeutet: Das Gehirn bekommt ständig Energienachschub, und das Sättigungsgefühl hält lange an. Traubenzuckerplättchen, Süßigkeiten, zuckerhaltige Getränke (Limonade, Cola und so weiter), Weißmehlprodukte, Fertiggerichte und Fast Food sind kein Brainfood! Komplexe Kohlenhydrate finden Sie in Vollkorngetreideprodukten, vor allem in Hafer, aber auch in Hartweizenteigwaren al dente gekocht, in Vollkornreis, -nudeln, -brot, in Kartoffeln, Obst und in vielen Gemüsesorten sowie in Hülsenfrüchten wie Bohnen oder Erbsen.

Der einfache Zucker bringt Energie, die sehr schnell wieder verbraucht ist. Anschließend folgt ein Leistungsabfall – und nicht nur das: Untersuchungen haben beispielsweise gezeigt, dass ein hoher Blutzuckerspiegel die Fehlerquote beim Kopfrechnen erhöht. Entsprechend wirkt das Frühstücksvollkornbrot oder Flockenmüsli den ganzen Vormittag über und lässt in dieser Zeit (z. B. auch während der Schulzeit) kein Leistungstief entstehen. Generell sind mehrere kleine Mahlzeiten über den Tag verteilt wichtig für das Gehirn, damit es an Glukose bekommt, was es braucht.

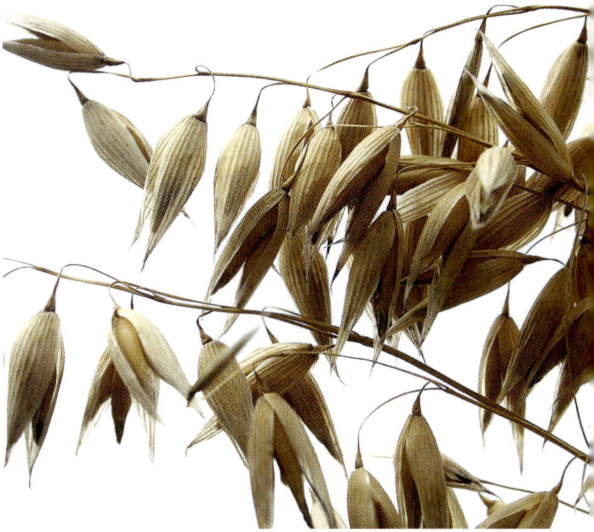

Eiweiß und Nervenbotenstoffe (Neurotransmitter)

Dem Nährstoff Eiweiß (Protein) werden wichtige Funktionen für unser Nervensystem zugeschrieben. Aus Eiweiß bestehen nicht nur unsere Muskeln, Haare, inneren Organe, das Gewebe und die Haut. Es stellt auch Bau- und Speichermaterial für Informationen des Gehirns dar. Man konnte sogar beobachten, dass die Produktion bestimmter Eiweißstoffe in den Nervenzellen ansteigt, wenn ein Gedächtnisinhalt gespeichert wird. Folglich gelten diejenigen Eiweißstoffe, mit denen Informationen im Langzeitgedächtnis stofflich verankert werden, als „Gedächtnismoleküle".

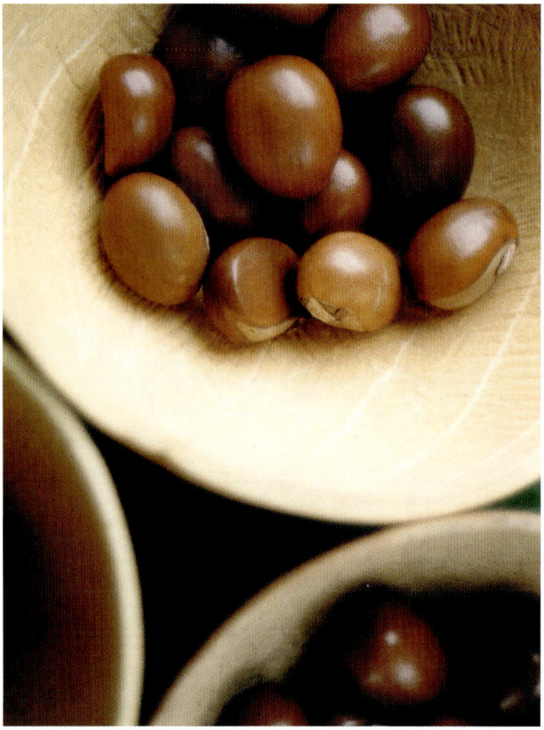

Eiweiß schafft die räumliche und substanzielle Voraussetzung für das Lernen. Die besten Proteine für das Gehirn findet man in fetthaltigem Meeresfisch aufgrund der dort ebenfalls vorhandenen Omega-3-Gehirnfettsäuren. Außerdem sind mageres Fleisch und fettarme Milchprodukte, Hafer, Hülsenfrüchte inkl. der Sojaprodukte und Nüsse, Vollkorngetreide und Gemüse ideal.

Wir nehmen heutzutage eher zu viel als zu wenig Eiweiß auf. Ein Mangel an den lebensnotwendigen Eiweißbausteinen (Aminosäuren), die man unbedingt mit der Nahrung zuführen muss, ist daher nur bei extrem einseitiger Ernährung zu befürchten. Dagegen kann sich zu viel Eiweiß ungünstig auswirken: Nicht nur die Blutgefäße können darunter leiden. Eine Überversorgung daran kann auf die Stimmung schlagen. Vor allem Kinder und insbesondere kleine Jungen verzehren fast das Doppelte der Eiweißempfehlungen. Dies liegt an ihrer Vorliebe für Wurst und Würstchen, an zweiter Stelle an zu viel Milch und Milchprodukten. Im Grunde wäre für Kinder eine sogenannte ovo-laktovegetarische Ernährung (Ernährung ohne Fleisch aber mit Milch, ihren Produkten und Eiern) für die Eiweißversorgung völlig ausreichend und würde für eine gute Konzentration sorgen. Ein Kind benötigt nur 0,9 g Eiweiß pro Kilogramm Körpergewicht, das entspricht bei einem Kind von 40 kg nur 36 g täglich. Anhand der folgenden Tabelle können Sie den Eiweißgehalt verschiedener Lebensmittel erkennen:

Eiweißgehalt verschiedener Lebensmittel

Lebensmittel	Eiweißgehalt in g pro 100 g	Durchschnittliche Verzehrsmenge in g/enthält g Eiweiß
Edamer Käse	24,8	1 Scheibe 20 g = 5,0 g Eiweiß
Schweineschnitzel	22,2	1 Portion 100 g = 22,2
Brathuhn	19,9	1 Portion 150 g = 14,8
Salami	18,5	1 Scheibe 15 g = 2,8
Haferflocken	13,5	1 Müsliportion 40 g = 5,4
Haselnüsse	13,0	7 Haselnüsse (10 g) = 1,3
Hühnerei	12,8	1 Ei Größe M = 7,4 g
Wiener Würstchen	10,2	1 Würstchen 50 g = 5,1
Vollmilchschokolade	9,2	1/3 Tafel = 2,3
Roggenvollkornbrot	7,3	2 Scheiben 90 g = 6,6
Milch	3,3	1 Glas 200 ml = 6,6 g
Joghurt	3,2	1 Becher 200 g = 6,4
Möhren	1,1	1 Portion 150 g = 1,6
1 Apfel	0,3	1 Apfel = 0,3

(aus Kühne P: Ernährung im Schulalter)

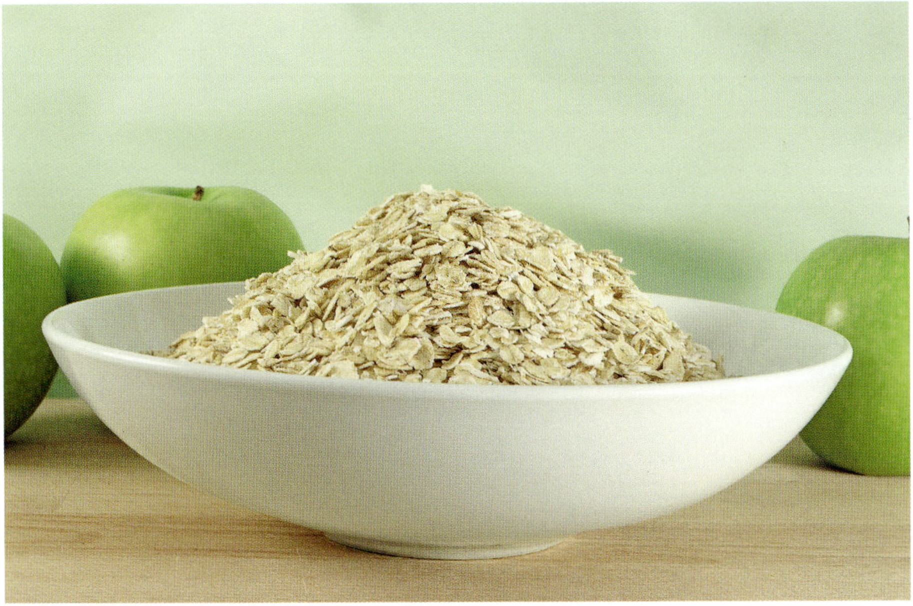

Beispiel für eine ausreichende Eiweißversorgung für einen Jungen im Schulalter

Mahlzeit	Zusammensetzung	Eiweiß in g
Frühstück	1 Portion Müsli mit Milch, Apfel und Nüssen	13,3
Zweites Frühstück	1 Scheibe Brot mit Käse	8,3
Mittagessen	Möhren mit Hirse, Gurkensalat	6,6
Nachmittag	30 g Butterkeks, 1 Glas Apfelsaft	2,6
Abendessen	1 Scheibe Brot mit Frischkäse, 1 Banane	6,1
	Summe:	36,9 g Eiweiß

(aus Kühne P: Ernährung im Schulalter)

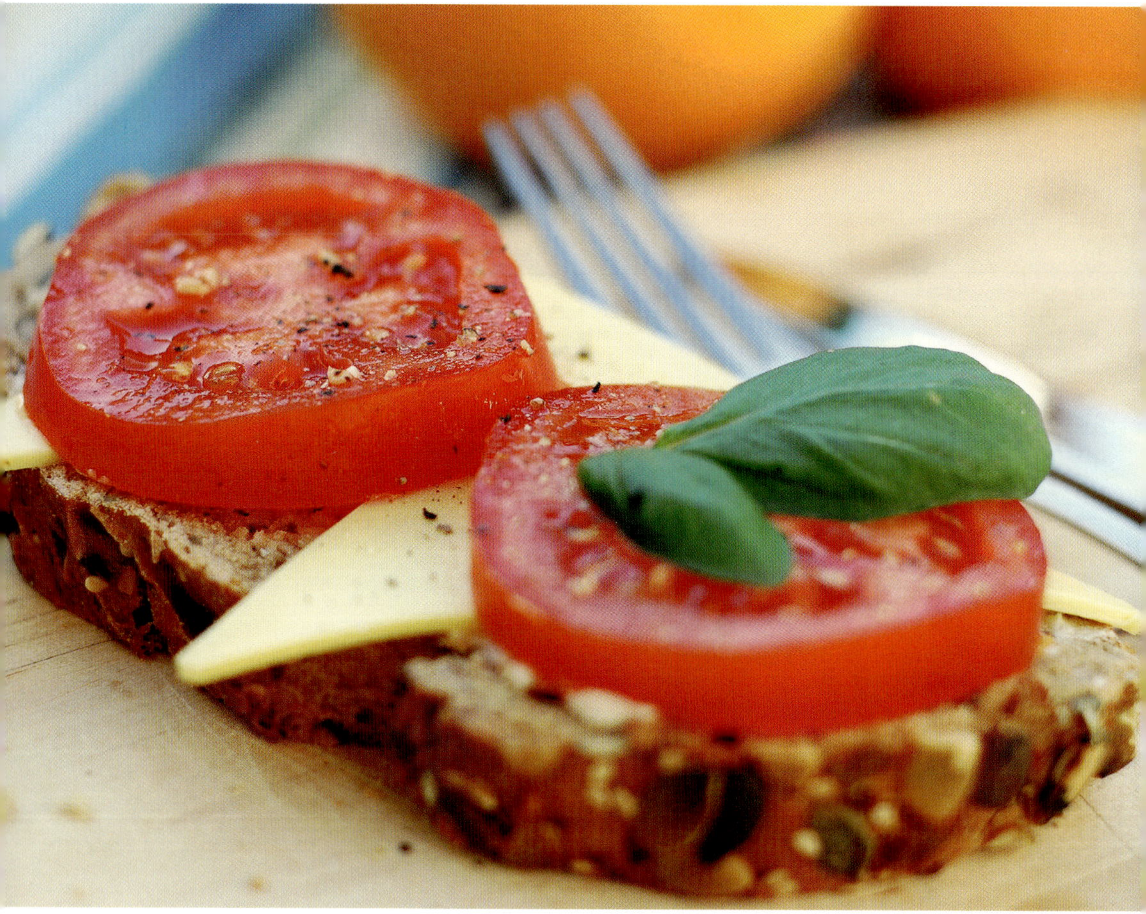

Eiweiß als Lieferant von Botenstoffen

Eiweiß besteht aus Aminosäuren. Sie sind als Botenstoffe (Neurotransmitter) der Nerven und generell für die Funktion des Nervennetzwerkes sehr wichtig. Man benötigt insgesamt 20 Aminosäuren, acht davon kann der Körper nicht selbst herstellen. Sie müssen mit der Nahrung zugeführt werden. Am besten versorgt man sich mit Aminosäuren durch Kombination von tierischem und pflanzlichem Eiweiß wie beispielsweise Brot mit Käse, Müsli mit Milch, Kartoffeln mit Ei oder Quark.

Aminosäuren sind unentbehrlich für eine gute Leistung unseres Gehirns. Sogar unsere Stimmung hängt von bestimmten Eiweißbausteinen ab (s. folgende Beschreibung für Tryptophan). Viele der Eiweißbausteine sind selbst Neurotransmitter. Dabei handelt es sich um verschiedene körpereigene Stoffe, die Informationen von einer Nervenzelle zur anderen über die Kontaktstelle der Nervenzellen, den Synapsen (s. Foto auf S. 14), weitergeben. Sie erregen Nervenzellen oder hemmen sie und sind im weitesten Sinne Hormone. Neurotransmitter sind sozusagen für die Kommunikation der Nervenzellen untereinander zuständig und dienen somit in Form der Nervenbotenstoffe als Nachrichtenkuriere. Diese „Kuriere" tragen Informationen im Gehirn und Nervensystem biochemisch weiter.

Neurotransmitter generell beeinflussen maßgeblich Stimmung, Leistungsfähigkeit, Verhalten und Gedächtnis. Etwa 60 verschiedene sind bislang bekannt, vermutlich gibt es noch mehr. Sie sind überwiegend aus Aminosäuren aufgebaut. Der Körper erhält sie daher

Kreativität, Konzentration, gute Laune, Gefühle, aber auch das „einfache" Denken benötigen Eiweiß, genauer: die kleinen Eiweißbausteine namens Aminosäuren. Vor allem die essenziellen Aminosäuren, die der Körper nicht selbst produzieren kann. Das heißt, diese Eiweißbausteine müssen über das Essen zugeführt werden. Fehlt ein Baustein, kann der Körper die anderen nicht verwerten, um beispielsweise Zellen zu reparieren, das Immunsystem aufzubauen, Hormone, Muskeln oder gute Laune herzustellen.

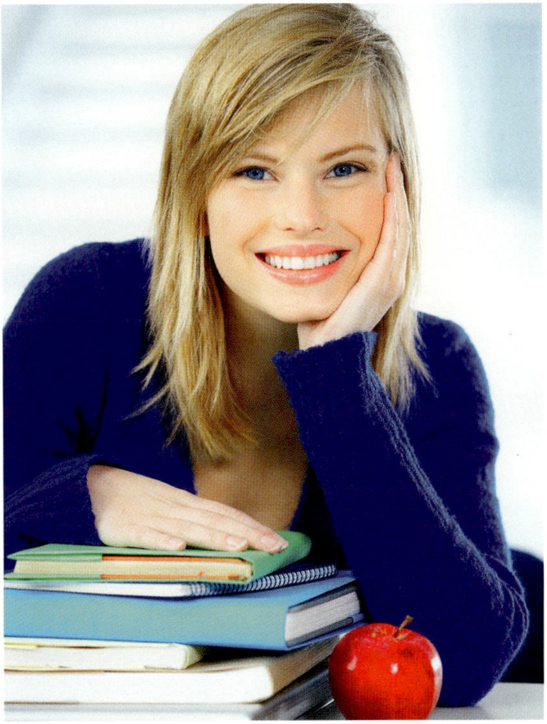

durch die Nahrung mit geeigneten Eiweißbausteinen, aus denen in mehreren Schritten Neurotransmitter gebildet werden. Auch Fettsäuren, Kohlenhydrate, Vitamine oder Mineralstoffe werden für deren Bildung benötigt. Ihre Konzentration im Blut ist von der aufgenommenen Nahrung und der Tageszeit abhängig.

Der wichtigste erregende Neurotransmitter im zentralen Nervensystem (ZNS), der nur aus einer Aminosäure besteht, ist Glutamat (s. folgende Beschreibung), das Salz der Glutaminsäure. Auch Tryptophan bzw. das aus ihm gebildete Serotonin gehört dazu. Die wichtigsten hemmenden Neurotransmitter im ZNS sind die beiden Aminosäuren Gamma-Aminobuttersäure (GABA) und Glycin. Eine weitere Aminosäure, die als Nervenbotenstoff fungiert, ist Aspartat. Außerdem kennt man noch andere bekannte Neurotransmitter wie Endorphine, Noradrenalin oder Histamin, Acetylcholin und Dopamin. Hierbei handelt es sich jedoch nicht um einzelne Aminosäuren. Häufig wird die Wirkung der Nervenbotenstoffe noch durch weitere Substanzen verändert.

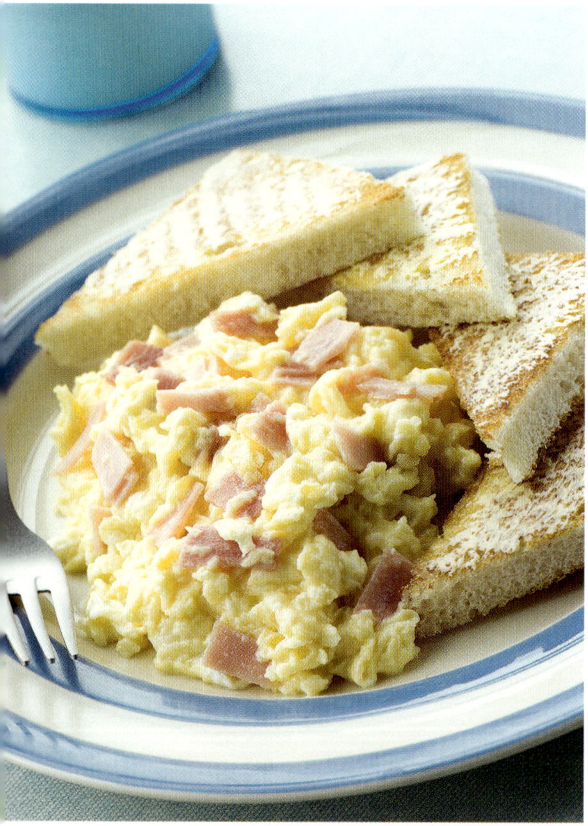

Folgende Neurotransmitter spielen für unsere Denkzentrale eine wichtige Rolle:

Acetylcholin bringt das Gehirn auf Trab

Dieser häufigste Neurotransmitter des Gehirns spielt bei Lernprozessen, logischem Denken und beim Gedächtnis eine zentrale Rolle. Er beeinflusst das Erinnerungsvermögen, fördert die Kreativität und Konzentration. Man benötigt ihn für die Lernfähigkeit, Wachheit und Wahrnehmungsfunktionen. Er steuert auch motorische Zentren des Gehirns.

Im Alter sinkt der Acetycholinspiegel und entsprechend die Leistungsfähigkeit. Für die Produktion von Acetylcholin benötigt der Körper Cholin, ein Bestandteil von Lecithin (Beschreibung folgt), einer Eiweißverbindung. Ohne den Lecithinbestandteil könnte nichts mehr durch die Zellwände transportiert werden, sie würden undurchlässig. Ein Mangel daran führt zu einer Verschlechterung der Gedächtnisleistung. Wichtig, um Acetylcholin herstellen zu können, ist Vitamin B1 (s. Vitamine). Auch Nüsse, Eier und Käse helfen bei seiner Bildung. Neurowissenschaftler haben außerdem herausgefunden, dass bestimmte Kombinationen von Obstsorten seine Wirkung verstärken können. Dies gilt zum Beispiel für Melone und Pfirsich, wenn man sie gemeinsam isst. Zusammen wirken sie stressmindernd, allein gegessen jedoch nicht.

BRAINFOOD-TIPP

Ausgangssubstanzen für Acetylcholin befinden sich vornehmlich in Soja-Lecithin, Bierhefe, Tofu, in Nüssen, Weizenkeimen, Leber, Ei und Käse.

Tryptophan dient der Entspannung

Einer der wichtigsten Botenstoffe für die Seele ist Serotonin, auch als „Glückshormon" bezeichnet. Euphorische Sportler und Verliebte baden ihre Hirnzellen darin. Depressive leiden oft an einem Mangel.

Da das Molekül die Blut-Hirn-Schranke nicht passieren kann, muss das Gehirn es selbst herstellen. Grundbaustein dafür ist die Aminosäure Tryptophan (s. folgende Tabelle), außerdem werden die Vitamine B_6 und B_{12} sowie bestimmte Mineralstoffe für die Bildung dieses Nervenbotenstoffes benötigt. Besonders viel Tryptophan enthalten Mischpollen mit 1300 mg in 100 g (erhältlich beispielsweise im Reformhaus).

Serotonin macht nicht nur glücklich, es steigert auch die Konzentrations- und Denkfähigkeit. Sogar beruhigend und gewichtsreduzierend (durch Verminderung des Appetits) soll die interessante Aminosäure sein. Auch den Schlaf-Wach-Rhythmus, die Schmerzwahrnehmung und die Körpertemperatur beeinflusst sie. Als Nebenwirkungen der Säure können vor allem Tagesmüdigkeit, Schwindel und Kopfschmerzen auftreten. Außer-

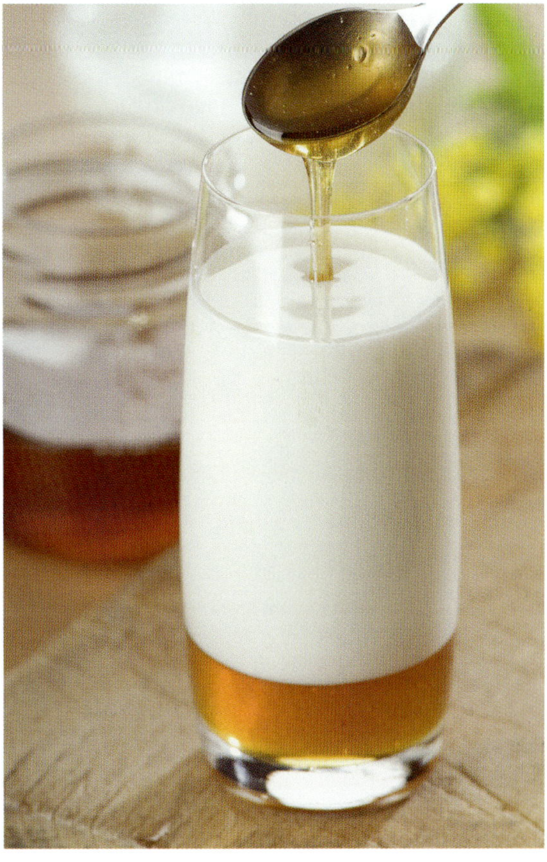

dem dient Tryptophan auch als Vorläufer weiterer Botenstoffe, so zum Beispiel Melatonin. Bei ausreichender Eiweißversorgung wird es außerdem in das Vitamin B_3 umgewandelt – für die Nerven nicht unwichtig.

Der Entstehungsweg ist etwas kompliziert: Nimmt man kohlenhydratreiche, eiweißhaltige Nahrung zu sich, wird aufgrund der Kohlenhydrate Insulin ausgeschüttet. Dieses Hormon bewirkt die Aufnahme von Tryptophan aus dem Blut in das Gehirn, wodurch wiederum die Serotoninbildung gesteigert wird. Die kohlenhydratreichen und zugleich eiweißarmen Nudeln haben beispielsweise diesen Effekt. Sie eignen sich dadurch für ein leichtes Abendessen mit Gemüsesoße zur Entspannung. Einen ebensolchen Effekt hat warme Milch mit Honig. Die biochemische Grundlage ist dieselbe: Kohlenhydrate des Honigs bewirken die Insulinausscheidung, dadurch wird das Tryptophan der Milch aus dem Blut ins Gehirn aufgenommen. Dort entsteht dann Serotonin mit seiner schlaffördernden und entspannenden Wirkung.

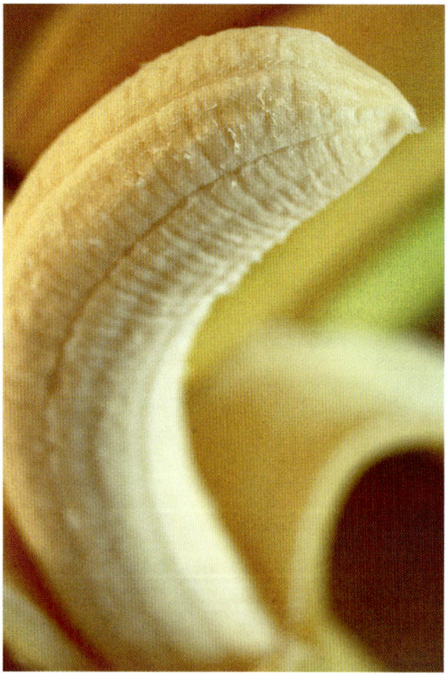

Tryptophan wird im Gehirn in Serotonin umgewandelt. Damit die Aminosäure jedoch überhaupt dorthin gelangt, ist Insulin erforderlich. Dieses Hormon wird jedoch nur bei Zuckerzufuhr ausgeschüttet. Dies erklärt die Wirkung von Schokolade: Sie enthält nicht viel, aber doch Tryptophan. Durch den ebenfalls enthaltenen Zucker wird die Aminosäure in Serotonin umgewandelt. Die Folge ist eine positive Stimmung.

BRAINFOOD-TIPP

Tryptophan steckt in Thunfisch, Geflügel, Milchprodukten und Bananen.

Tyrosin hält wach und munter

Im Unterschied zu Tryptophan ist die Aminosäure Tyrosin (s. folgende Tabelle) ein „Wachmacher“. Sie ist für die Anregung und Regulierung der Gehirnaktivität von großer Bedeutung. Auch sie hat eine relativ stark aufhellende, stimmungssteigernde Wirkung. Die typische Tagesdosierung für einen Erwachsenen beträgt ca. 100 mg. Die Aminosäure wird ebenso wie Phenylalanin und Tryptophan auch als mildes Antidepressivum und gegen Angstzustände eingesetzt bzw. empfohlen. Zur Behandlung schwerer Depressionen ist Tyrosin allein jedoch nicht geeignet. Überraschend ist, dass sie tagsüber stimmungsaufhellend wirkt, während sie nachts für einen geregelten, ruhigen Schlaf sorgt.

Tyrosin wird wiederum aus einer Aminosäure, dem bereits erwähnten Phenylalanin gebildet, ist aber auch pur im Nahrungseiweiß enthalten, in großen Mengen im Kasein, der wichtigsten Eiweißkomponente der Milch. Dieser Eiweißbaustein unterscheidet sich im Stoffwechselweg erheblich von Tryptophan: er benötigt zur Aufnahme ins Gehirn nicht die Vermittlung von Insulin. Tyrosin wird direkt aufgenommen und es ist Ausgangsstoff für das chemische Stresssignal. Aus ihr werden im Nebennierenmark auch die Botenstoffe Dopamin, Noradrenalin und Adrenalin gebildet und bei Bedarf direkt an das Blut abgegeben. Letztere steuern den Schlaf-Wach-Rhythmus und das Abrufen von Informationen. Arbeitet das Gehirn unter Hochleistungsdruck, aktiviert Adrenalin ungeahnte Fähigkeiten.

Brainfood-Tipp

Tyrosin findet man vor allem in Käse, Sojabohnen und -mehl sowie in Cashew- und Erdnüssen.

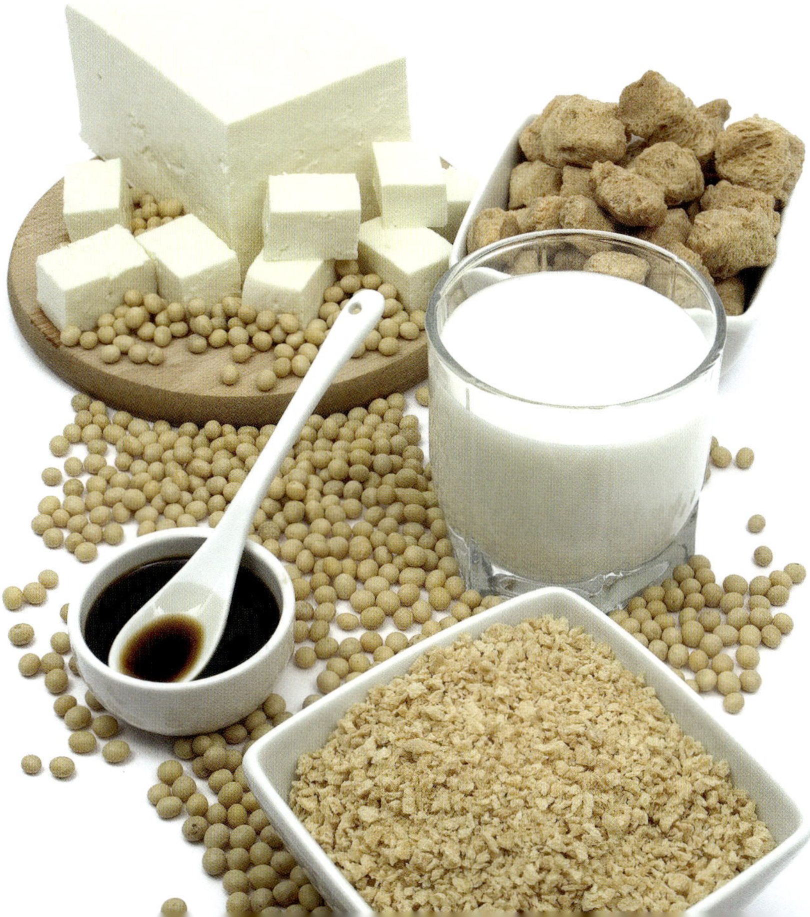

Tryptophan- und Tyrosinmengen verschiedener Lebensmittel

Lebensmittel	Tryptophan in mg/100 g	Tyrosin in mg/100 g
Grüne Erbsen	100	350
Kichererbsen	160	660
Weizen	150	410
Walnüsse	170	640
Haferflocken	190	570
Haselnüsse	200	470
Hühnerei	230	590
Kabeljau	240	710
Linsen	250	840
Schweinefleisch (Hintereisbein)	260	780
Rindfleisch (Hochrippe)	270	790
Makrele	270	640
Brathuhn	280	760
Rindfleisch (Lende)	290	860
Kalbfleisch (Muskelfleisch)	300	880
Sonnenblumen-kerne	310	650
Erdnüsse	320	1190
Briekäse	340	1270
Camembertkäse	370	1310
Edamer Käse	400	1330
Sojabohne	450	1250
Cashewnuss	450	680
Emmentaler Käse	460	1699
Sojamehl	480	1450
Parmesankäse	490	1750

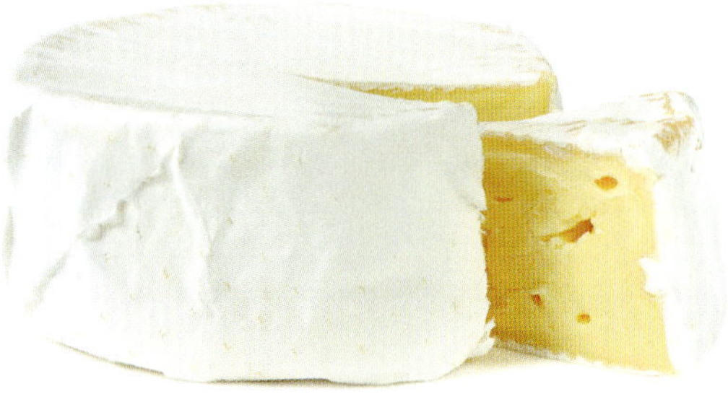

Phenylalanin gibt Selbstvertrauen

Auch Phenylalanin ist lebensnotwendig und muss mit der Nahrung zugeführt werden. In der Leber kann ausreichend vorhandenes Phenylalanin zu Tyrosin umgewandelt werden. Die normale tägliche Dosis wird grundsätzlich ausreichend durch die Nahrung gedeckt. Überdosierungen können in seltenen Fällen zu Kopfschmerzen, Angstzuständen und Bluthochdruck führen. Phenylalanin ist an der Bildung folgender Neurotransmitter beteiligt: Adrenalin, Noradrenalin, L-Dopa, Dopamin (s. dort), Serotonin und Tyramin.

Brainfood-Tipp

Phenylalanin findet man vor allem in Soja, Käse (1430 mg/100 g), Fleisch (660 mg/100 g), Fisch, Reis, Nüssen und Eiern (690 mg/100 g).

Dopamin unterstützt die Konzentration und Motivation

Dopamin kann aus den Aminosäuren Phenylalanin und Tyrosin gebildet werden. Es ist ein Zwischenprodukt bei der Entstehung von Adrenalin und Noradrenalin, wirkt jedoch selbst auch als Neurotransmitter im ZNS.

Noch immer kennt man nicht alle Eigenschaften davon. Man weiß jedoch, dass es für Koordination, Motorik, Konzentration, Antrieb, Motivation, Appetitregulation und für die kognitive Leistungsbereitschaft sehr wichtig ist. Vereinfacht gibt Dopamin die Befehle des Nervensystems an die Muskulatur weiter. Es steht dabei in enger Wechselwirkung mit dem eher dämpfend wirksamen Serotonin und bewirkt angenehme Gefühle im Belohnungszentrum des Gehirns. Es scheint, dass Dopamin die Wahrnehmungsfähigkeit erheblich steigern kann. Menschen, die an einer „Psychose" leiden, sind „Wahrnehmungsgenies". Normalerweise ist jeder Mensch Wahrnehmungen, Empfindungen, Eindrücken und Gefühlen ausgesetzt. Ein „gesunder" Mensch nimmt davon nur etwa zehn Prozent bewusst war. Verdoppelt sich der Anteil der bewussten Wahrnehmung jedoch auf 20 Prozent, so stehen die meisten Menschen kurz vor einem „Nervenzusammenbruch". Erhöht sich die Prozentzahl noch mehr, dann werden Seele und Geist des Betroffenen krank. Der Patient kann nicht mehr bewerten, was wichtig ist und was nicht.

Genaue Zusammenhänge kennt man noch nicht, jedoch sind Dopaminantagonisten, wie beispielsweise Neuroleptika, bei der Behandlung von Psychosen sehr wirkungsvoll. Auch übertriebenes Empfinden von Glück, Freude und Zuversicht führt man auf eine verstärkte Ausschüttung von Dopamin zurück. Wird Noradrenalin gehemmt, führt dies zu dessen verstärkter Wirkung. Auf diese Weise wird das körpereigene Belohnungssystem aktiviert. Auf dieser chemischen Reaktion soll die Wirkung von Alkohol beruhen, und auch die körpereigenen Endorphine wirken in dieser Art. Nikotin und Koffein stimulieren ebenfalls dieses Belohnungssystem. Wird krankheitsbedingt zu viel Dopamin gebildet, kommt es zu zentraler Fatigue (Erschöpfung, Müdigkeit). Zusätzlich erhöht es den oxidativen Stress und schädigt Nervenzellen.

Ein Dopaminmangel führt zu Bewegungsstörungen, ebenso zu Tagesmüdigkeit, Antriebsstörungen, Motivationsverlust, Einbußen in der Denkfähigkeit und Depressionen. Anspruchsvolle Denkleistungen werden unmöglich.

Leider geht im Alter die Bildungsrate für Dopamin zurück, auch die Empfänglichkeit für die Dopaminsignale nimmt ab. Die Parkinsonsche Krankheit ist eine Extremform mit vorzeitigem Verlust dopaminbildender Nervenzellen.

Am meisten Dopamin findet man in einer Nervenzellenansammlung im Hirnstamm, der sogenannten Substantia nigra (schwarze Substanz). Bei Patienten mit Parkinson ist diese Hirnregion erheblich blasser. Generell haben sie nur zehn Prozent Dopamin im Vergleich zu Gesunden.

Medikamente gegen die Alzheimerkrankheit erhöhen im Gehirn den Spiegel des Neurotransmitters Acetylcholin. Dies bewirkt eine Steigerung der Dopaminfreisetzung in der Großhirnrinde und verbessert dadurch die Denkfähigkeiten der Patienten.

Glutaminsäure stimuliert die Aktivität der Nervenzellen

Glutaminsäure oder Glutamat ist Bestandteil von Körpereiweiß und kommt in den meisten Eiweißarten in unterschiedlichen Anteilen vor. Im Eiweiß von Quark und Getreidekörnern hat die Aminosäure einen besonders hohen Anteil.

Glutamat ist der wichtigste erregende Neurotransmitter im zentralen Nervensystem. Es stimuliert die Aktivitäten der Nervenzellen. Auch ein anderer Neurotransmitter wird aus ihm gebildet: die Gamma-Aminobuttersäure (GABA). Sie soll dem Muskelaufbau dienen und positiv auf das Immunsystem einwirken. Daher wird es von Bodybuildern geschätzt und ergänzend zur Nahrung eingenommen. GABA stellt den wichtigsten hemmenden Neurotransmitter im Zentralnervensystem dar. Etwa 30 Prozent aller Synapsen im menschlichen Gehirn werden durch GABA gesteuert. Ein ebenfalls hemmend wirkender Neurotransmitter, die Aminosäure Glycin, verstärkt die Wirkung von GABA.

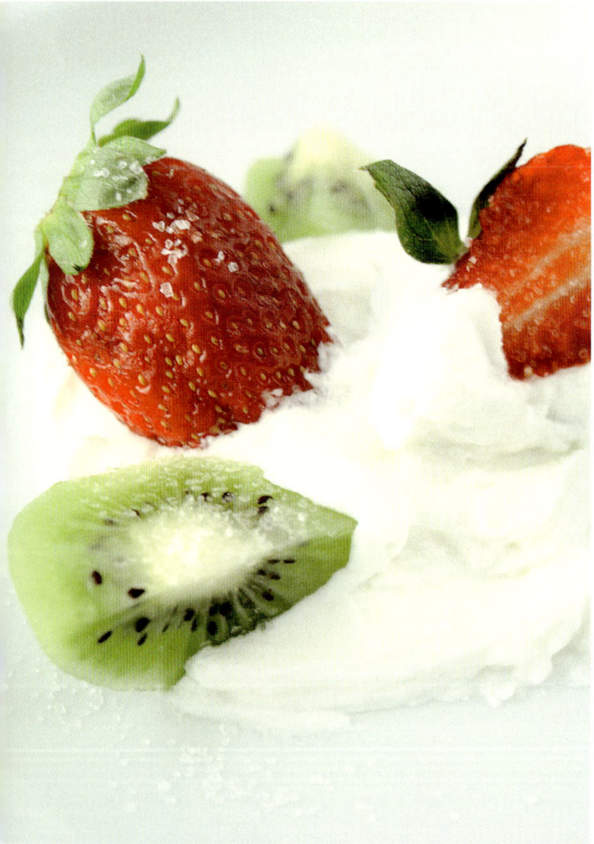

Üblicherweise kommt Glutamat sowohl im Verbund von Eiweiß als auch als Einzelsubstanz im Körper vor. Eine glutamatreiche Ernährung hat jedoch keinen Einfluss auf die Konzentration der Aminosäure im Gehirn. In den 1940er-Jahren wurde aufgrund einer Modeströmung hunderten von Kindern über Monate zur angeblichen geistigen Leistungssteigerung bis zu 40 g Glutamat pro Tag verabreicht. Trotz dieser hohen Dosierung wurden weder leistungssteigernde noch gesundheitsschädigende Effekte beschrieben. Bei erhöhten Konzentrationen soll es jedoch nervenschädigend sein und im Extremfall zum Absterben von Nervenzellen führen. Es steht im Verdacht, bei der Entstehung von Parkinson und Alzheimer eine Rolle zu spielen. Dies ist jedoch nicht bewiesen, genauso wenig wie die Theorie, dass Glutamat in Verbindung mit dem Süßstoff Aspartam zu degenerativen Erkrankungen führt. In Tierversuchen mit Ratten führte die Gabe von Glutamat zu stark verfetteten und teilweise grotesk aussehenden Tieren. Auch ein Zusammenhang zwischen Enddarmkrebs und dem Verzehr der Aminosäure wird vermutet.

Glutamat ist auch als Geschmacksverstärker bekannt unter der Bezeichnung E 620 bis E 625 und verantwortlich für den speziellen Umami-Geschmack (Geschmacksrichtung neben salzig, süß, sauer und bitter).

BRAINFOOD-TIPP

Glutaminsäurehaltige Lebensmittel sind unter anderem reife Tomaten, Milch- und Milchprodukte, Kartoffeln, Nüsse, Getreide, Fleischprodukte, Käse und Sojasoße.

Noradrenalin steigert die Lernfähigkeit

Dieser Botenstoff ist für unsere Aufmerksamkeit und Lernfähigkeit erforderlich. Damit man ihn bilden kann, benötigt man den Botenstoff Dopamin, die Aminosäuren Phenylalanin, Lysin, Methionin und Tyrosin, die B-Vitamine und Vitamin C sowie Magnesium.

BRAINFOOD-TIPP

Noradrenalin steckt in folgenden Lebensmitteln: Fleisch, Fisch, Käse, Bananen, rotes Gemüse, Fenchel, Vollkornbrot und Studentenfutter.

Isoleucin verbessert das Denkvermögen

Schließlich hat noch eine weitere Aminosäure Bedeutung für das Gehirn, auch wenn es sich nicht um einen Neurotransmitter handelt: Die Aminosäure Isoleucin. Sie verbessert das Denkvermögen und wirkt sich positiv auf unsere Psyche

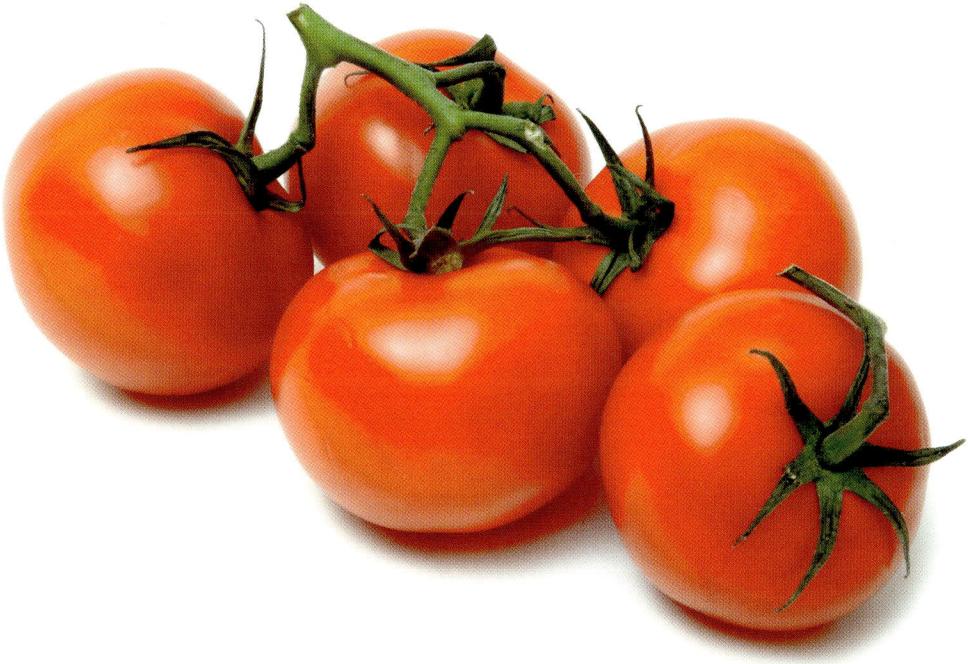

aus. Bei Personen mit psychischen Erkrankungen (Psychosen) fanden Wissenschaftler vermehrt niedrige Isoleucinspiegel.

Brainfood-Tipp

Isoleucin findet man unter anderem in Fleisch, Thunfisch, Lachs, Weizenkeimen, Erdnüssen und Nüssen.

Lysin fördert die geistige Leistungsfähigkeit

Auch diese Aminosäure gehört nicht zu den Neurotransmittern, ist jedoch unentbehrlich für den Körper und dessen geistige Leistungsfähigkeit. Ein Erwachsener benötigt etwa 14 mg L-Lysin pro Kilogramm Körpergewicht und Tag (Kinder mit etwa zehn Jahren: 44 mg pro kg/KG pro Tag).

Brainfood-Tipp

Besonders viel davon finden Sie in Parmesankäse (3170 mg/100 g), Garnelen (2020 mg/100 g), Schweinefilet (2120 mg/100 g), Rinderfilet (2020 mg/100 g), Weizenkeimen (1900 mg/100 g), Sojabohnen (1900 mg/100 g), Linsen (1890 mg/100 g), Hühnchen (1790 mg/100 g) und Erdnüssen (1100 mg).

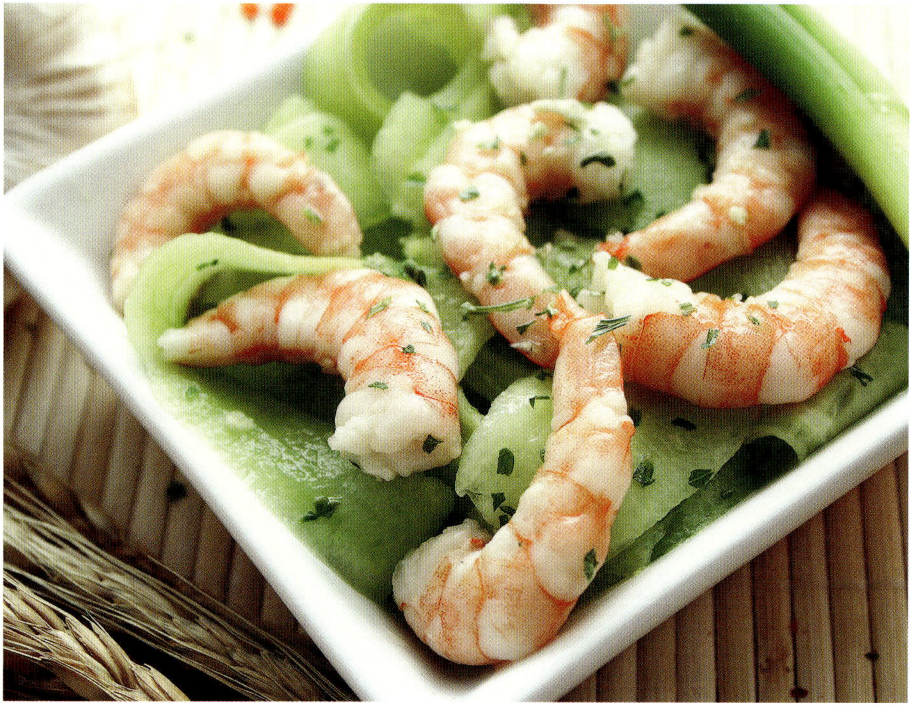

Threonin unterstützt die geistige Vitalität

Die Aminosäure Threonin ist ebenfalls kein Neurotransmitter, hält jedoch wach und schützt die Blutgefäße. Sie hält die Gefäße offen und trägt damit dazu bei, dass diese bis ins hohe Alter keine Fettablagerungen bilden und der Blutfluss nicht eingeschränkt wird. Außerdem führt sie zu einer Gefäßerweiterung im Gehirn und unterstützt durch optimale Blutversorgung die Beibehaltung der geistigen Vitalität.

BRAINFOOD-TIPP

Man findet von Threonin 810 mg in Rindfleisch, 670 mg in Eiern, 1380 mg in Käse und 4000 mg in Mischpollen.

Kreatin fördert die Konzentration

Kreatin wird aus den Aminosäuren Glycin, Methionin und Arginin gebildet. Pro Tag entsteht im Körper etwa ein Gramm davon, die restliche erforderliche Menge von gut einem weiteren Gramm decken wir über die Nahrung, die ebenfalls Kreatin enthält.

Je höher die Zufuhr aus Lebensmitteln, desto weniger Kreatin bildet der Körper selbst. Der höchste Gehalt an Kreatin findet sich im Skelettmuskel. Dort wird es benötigt, um den Energieträger ATP wieder herzustellen.

Kreatin ist als Nahrungsergänzungsmittel weit verbreitet. Zumeist nehmen es Hochleistungssportler zur muskulären Leistungssteigerung, da es nicht als Dopingmittel gilt. Als man Tierversuche mit der Substanz durchführte, zeigte sich, dass die Substanz Nervenzellen vor neurodegenerativen Krankheiten wie Parkinson schützt. Aber nicht nur das: auch die Lebenszeit scheint die Substanz zumindest um ein Zehntel zu verlängern. Dafür wurde 162 Mäusen ein Prozent Kreatin ein Jahr lang als Nahrungsergänzung verabreicht. Dabei verlängerte sich die Lebenszeit der Tiere um neun Prozent im

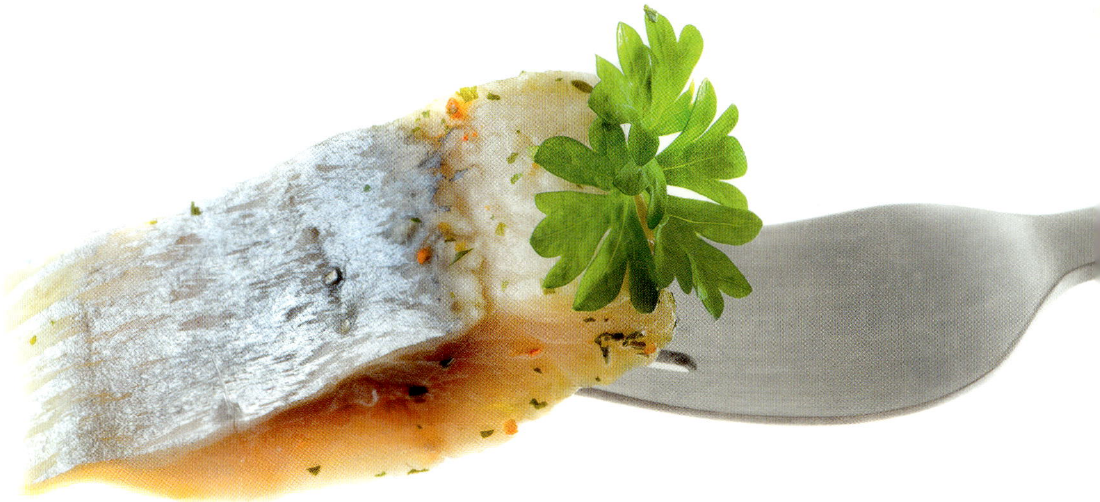

Vergleich zur Kontrollgruppe, die kein Kreatin bekam. Außerdem schnitten diese Tiere in Tests zur geistigen Fitness wesentlich besser ab. Entsprechend der antioxidativen Eigenschaft der Substanz konnte tendenziell eine Verringerung der gefährlichen Sauerstoffform beobachtet werden. Auch eine deutliche Reduktion der Anhäufung des Altersfarbstoffs Lipofuszin sowie eine gesteigerte Aktivität von Genen, die das Wachstum von Nervenzellen fördern, die das Lernen erleichtern, hat man entdeckt.

Die Zukunft und weitere Untersuchungen werden zeigen, ob Kreatin nicht nur die Sprint- und Ausdauerleistung bei Sportlern und deren Erholungszeiten nach hartem Training verbessern, oder ob es auch Schülern bzw. Studenten bei der Konzentration unterstützen kann. Es besteht auch Hoffnung, dass man damit eines Tages die Symptome bei Alzheimer oder Multipler Sklerose lindern kann.

Brainfood-Tipp

Die höchsten Mengen findet man in Fleisch und Fisch, wenig in pflanzlichen Produkten. So sind beispielsweise folgende Mengen bekannt: Hering 6,5 bis 10 g/kg, Schweinefleisch 5 g/kg, je 4,5 g/kg in Lachs und Rindfleisch, 3 g/kg in Kabeljau, Seezunge 2,5 und Scholle 2 g/kg.

Fette

Gehirn und Nervensystem bestehen etwa zur Hälfte aus Fett. Ungesättigte Fettsäuren beeinflussen in Kombination mit Zink sogar die Größe des Gehirns und die Menge seiner Zellen. Sie sorgen als Bestandteile der Zellmembranen dafür, dass die Nervenzellen in der Lage sind, elektrische Impulse zu übertragen. Mehrfach ungesättigte Fettsäuren dienen dabei sozusagen als „Schmiermittel" für die Datenübertragung. Sie haben außerdem Gerüstfunktionen und eine spezifische Bindungsfähigkeit für Nervenbotenstoffe. Sie halten das Cholesterin in Schach und die Blutgefäße gesund. Die Folge davon ist eine gute Gehirndurchblutung, auf die unsere Denkzentrale angewiesen ist.

Fette sind maßgeblich am Lernvermögen eines Menschen beteiligt. Besonders wichtig sind die lebensnotwendigen Omega-3-Fettsäuren, die mit der Nahrung aufgenommen werden müssen.

20 Prozent des Fettes im Gehirn bestehen zum Beispiel aus der Omega-3-Fettsäure Docosahexaensäure (DHA). Omega-3-Fettsäuren schützen das Nervensystem auch vor altersbedingten Schädigungen und sind Bestandteil der Netzhaut des Auges. Aufpassen muss man auf die Omega-6-Fettsäuren. Zu viel davon können die Omega-3-Fettsäuren in ihrer Arbeit behindern und das Nervensystem sogar schädigen. Hierzulande ist eine Ernährung üblich, in deren Rahmen wir Omega-6- und Omega-3-Fettsäuren in einem Verhältnis von 20 : 1 aufnehmen,

obwohl eine Zusammensetzung von 5 : 1 empfohlen wird (z. B. von der Deutschen Gesellschaft für Ernährung), damit beide Nährstoffe optimal wirken können. Entsprechend sollte unserem Gehirn zuliebe statt Sonnenblumen- und Maiskeimöl häufiger Walnuss- oder Rapsöl auf den Tisch kommen und regelmäßig fetter Fisch wie Makrele und Lachs verzehrt werden (s. nachfolgende Tabellen).

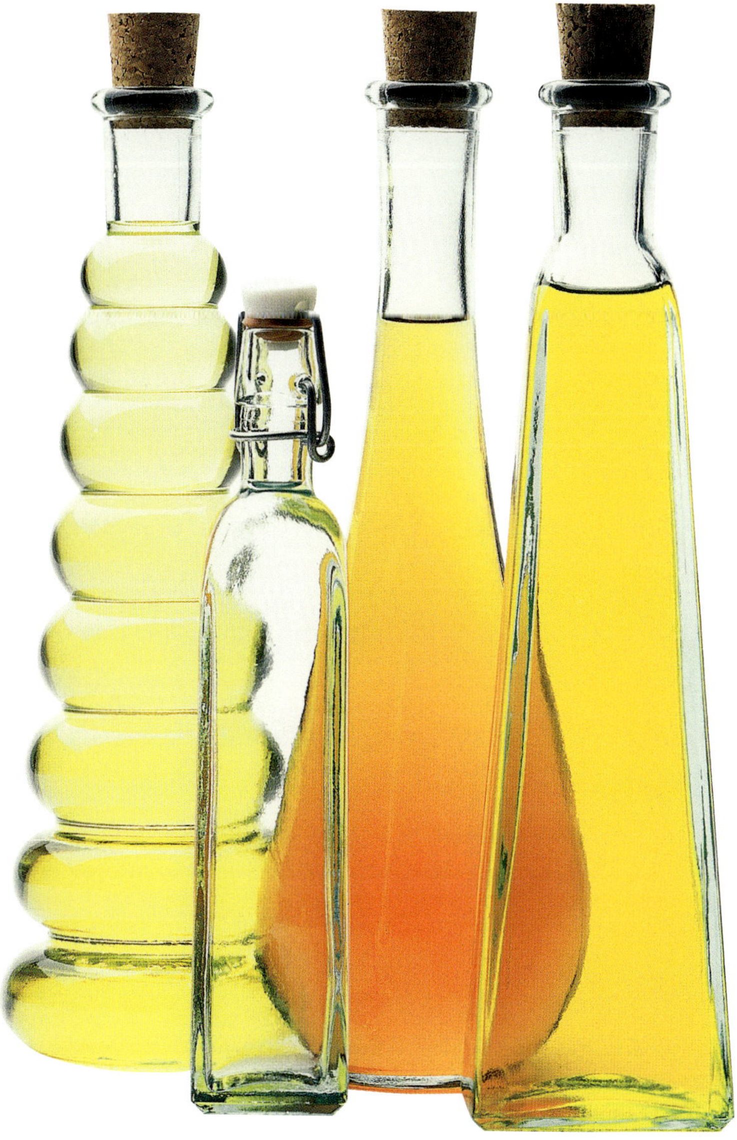

Omega-6-(Linol-) und Omega-3-Fettsäurengehalt (Alpha-Linolensäurengehalt) verschiedener Lebensmittel

Lebensmittel	Linolsäure (g/100 g verzehrbarer Anteil)	Alpha-Linolensäure (g/100 g verzehrbarer Anteil)	Verhältnis Linol-/Alpha-Linolensäure
Als optimal empfohlenes Verhältnis von der DGE	***Höchstens 5 Teile***	***Mindestens 1 Teil***	***5 : 1***
Leinöl	13,1	54,2	0,2 : 1
Gemüse, Kartoffeln	0–0,2	0–0,3	1–1,6 : 1
Walnussöl	18,3	12,9	1,4 : 1
Rapsöl	19,6	9,4	2 : 1
Walnüsse	34	7,5	4,5 :1
Bis hierher optimal			
Weizenkeimöl	55,7	7,8	7 : 1
Sojaöl	53,1	7,7	7 : 1
Halbfettmargarine	12,2	1,6	8 : 1
Roggen, Weizen	0,8	0,1	8 : 1
Sojamehl, vollfett	10,7	1,4	8 : 1
Olivenöl	8,3	0,9	9 : 1
Pflanzenmargarine	17,6	2,6	9 : 1
Standardmargarine	17,6	1,9	10 : 1
Sojabohnen (Samen, trocken)	9,8	0,9	10 : 1
Ebenfalls noch empfehlenswert bis hierher, die folgenden Fette sollten eher weniger verzehrt werden:			
Diätmargarine	33,1	1,8	18 : 1
Hirse	1,8	0,1	18 : 1
Palmöl	10	0,5	20 : 1
Erdnüsse	13,1	0,5	26 : 1
Sesam (trocken)	18,7	0,7	27 : 1
Cashewnüsse	7,2	0,2	36 : 1
Pistazien	7,4	0,2	37 : 1
Maiskeimöl	55	0,9	61 : 1
Kürbiskernöl	49,4	0,5	100 : 1
Sonnenblumenöl	63,0	0,5	126 : 1
Distelöl (Safloröl)	75	0,5	150 : 1
Sonnenblumenkerne	27,9	0,1	279 : 1

„Phospholipide", also Fette mit einem Phosphoranteil, sind für den Aufbau der Zellmembranen ebenfalls erforderlich. Der Anteil „richtiger" Fette entscheidet über die Funktionsfähigkeit dieser Membranen. Ein hoher Anteil an mehrfach ungesättigten Fettsäuren macht diese Zellmembranen „flüssiger", das heißt, sie werden durchlässiger und flexibler. Dies wiederum sorgt dafür, dass der Stoffaustausch, die Informationsweitergabe und die -speicherung im Zentralnervensystem, optimal verläuft und nicht behindert wird. Die erwünschten Fettsäuren findet man zum Beispiel in Kaltwasserfischen (s. folgende Tabelle).

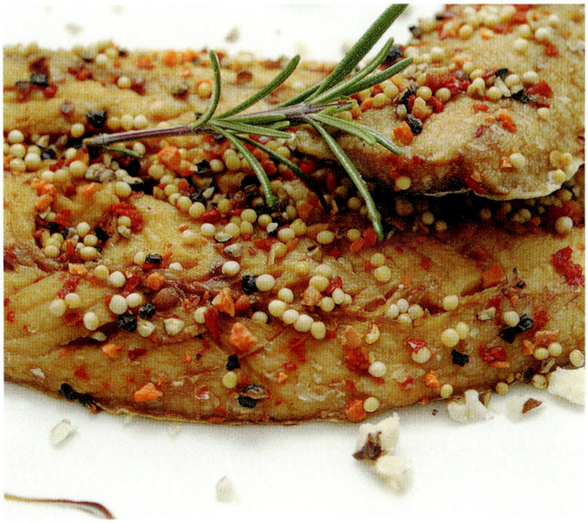

Omega-3-Fettsäurengehalt (Eikosapentaensäure und Alpha-Linolensäure) einiger Fische und Krebstiere

	Eikosapentaensäure (mg/100 g verzehrsfähiges Lebensmittel)	**Alpha-Linolensäure (mg/100 g verzehrsfähiges Lebensmittel)**
Lachsölkonzentrat	33.000	
Lebertran	20.000	
Hering (Atlantik)	2040	100
Bismarckhering	1830	100
Salzhering	1760	100
Wildlachs	1400	
Thunfisch	1380	200
Sardinen in Öl	1200	200
Makrele (geräuchert)	1020	200
Zuchtlachs	750	400
Hering (Ostsee)	740	200
Makrele	630	300
Schwarzer Heilbutt, geräuchert	450	100
Hummer	350	100
Aal	260	700
Rotbarsch (Goldbarsch)	260	100
Karpfen	190	200
Schwertfisch	130	200

Besonders wertvoll sind die beiden Omega-3-Fettsäuren Eicosapentaensäure (EPA) und Docosahexaensäure (DHA). In den sogenannten Kaltwasserfischen halten die beiden Fette die Zellwände elastisch, das Blut dünnflüssig und die Tiere in den eiskalten Gewässern der Polarmeere beweglich – und das, was den Fischen hilft, dient auch uns. Die pflanzlichen Omega-3-Fettsäuren sind dabei nicht annähernd so wirksam wie EPA und DHA aus tierischen Produkten. Eigentlich sollte man ein Gramm pro Tag aufnehmen, jedoch essen wir im Durchschnitt maximal 0,1 Gramm EPA und DHA pro Tag.

Besonders für Kinder ist eine ausreichende Versorgung wichtig. Embryos und Neugeborene brauchen laut Stiftung Warentest EPA und DHA für die Entwicklung des Gehirns. Sie empfiehlt deshalb Schwangeren und Stillenden die ausreichende Aufnahme dieser Fettsäuren.

TIPP

Um die wertvollen Omega-3-Fettsäuren zu erhalten, werden zwei bis drei Fischmahlzeiten pro Woche empfohlen – vorzugsweise fette Seefische wie Hering, Makrele, Lachs. Zwei üppige 200-g-Portionen Lachs oder Hering in der Woche liefern insgesamt zwischen 8 und 12 g. Da Omega-3-Fettsäuren vom Körper gespeichert werden können, kommt man auf diese Weise ganz leicht auf eine optimale Tagesdosis von etwa einem Gramm. Fischkonserven sind zwar praktisch, sie enthalten aber oft deutlich weniger EPA und DHA als frische Ware.

Auch dass das Blut durch die beiden Fettsäuren dünnflüssiger wird, ist für das Gehirn nicht von Nachteil. Man diskutiert sogar den Einsatz von EPA und DHA für die Psyche. So wird vermutet, dass sie bei Erwachsenen Depressionen, aber auch Aggressionen bekämpfen können und bei Kindern auch Hyperaktivitätsstörungen. Sogar Alzheimer und andere Demenzerkrankungen werden mit zu niedrigem EPA- und DHA-Spiegeln im Blut in Verbindung gebracht.

Vitamine

Alle Vitamine werden für unsere Gehirnfunktionen benötigt. Aber manche beeinflussen die geistigen Fähigkeiten besonders. So haben beispielsweise die Vitamine A, C und E die Rolle der Antioxidantien und machen freie Radikale unschädlich. Damit schützen sie Nerven sowie Gefäße und sorgen auch im Alter für ein gutes Gedächtnis. Bei einem Vitaminmangel kann es zu Nervosität, erhöhter Reizbarkeit, labiler Stimmung, Müdigkeit, Antriebsschwäche etc. kommen.

Vitamin C hält wach und fördert erfrischende sowie belebende Gedanken

Außer seiner Antioxidantienwirkung ist Vitamin C an der Umwandlung von Tryptophan in eine Vorstufe des Serotonins beteiligt.

Die empfohlene tägliche Zufuhr für Vitamin C liegt zwischen 75 und 100 mg. Wie die Deutsche Gesellschaft für Ernährung (DGE) festgestellt hat, ist die Bevölkerung in unserem Land gut mit Vitamin C versorgt.

Durchschnittlicher Vitamin-C-Gehalt einiger Lebensmittel

100 g verzehrbares Lebensmittel	mg Vitamin C
Acerolakirsche	1700
Hagebutten	1045
Sanddornbeeren	450
Guave	273
Sanddornbeerensaft	266
Schwarze Johannisbeere	189
Petersilie roh	166
rote Paprika	140
Rosenkohl roh	115
Brokkoli roh	114
Kiwi	100
Rosenkohl gekocht	87

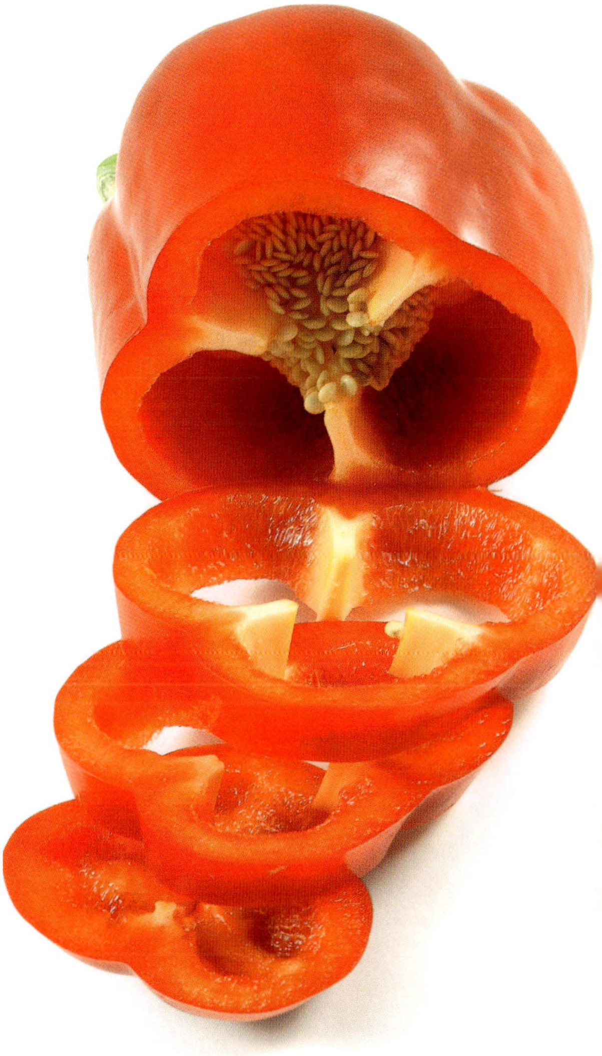

Tipp

Für unsere Nerven ist es gut, täglich frisches Obst und Gemüse zu essen, beispielsweise zwischendurch rote Paprika. Auch bei hoher Stressbelastung empfiehlt sich eine an Vitamin C reiche Ernährung. Besser als künstliches Vitamin C ist die natürliche Zufuhr des Vitamins durch eine abwechslungsreiche Mischkost. Tabletten und Pülverchen mit künstlichem Vitamin C sollten der Verschreibung durch den Arzt überlassen bleiben.

Brainfood-Tipp

Ideale Vitamin-C-Lieferanten sind rote Paprika, Erdbeeren und Zitrusfrüchte. Eine Kiwi oder ein Glas Orangensaft (ca. 200 ml) decken den Tagesbedarf eines Erwachsenen.

Vitamin E verhindert die Verstopfung der Blutgefäße im Gehirn

Vitamin E befindet sich in der Zellmembran. Es fängt die schädlichen Sauerstoffradikale ab, wobei es selbst inaktiviert wird. Unter Verbrauch von Vitamin C wird es wieder in seine aktive Form gebracht. Vitamin C seinerseits wird durch einen selenhaltigen Wirkstoff regeneriert. Dieser muss wiederum durch kupfer- und zinkhaltige Wirkstoffe nachgebildet werden. Somit wirken Eisen, Zink, Kupfer und Mangan sowie Selen dadurch, dass sie Bestandteile von Enzymen sind. Dabei sollte die Zufuhr all dieser Substanzen mit der Ernährung möglich sein. Bei einer Mischkost mit ausreichend Genuss von frischem Obst und Gemüse ist das gewährleistet.

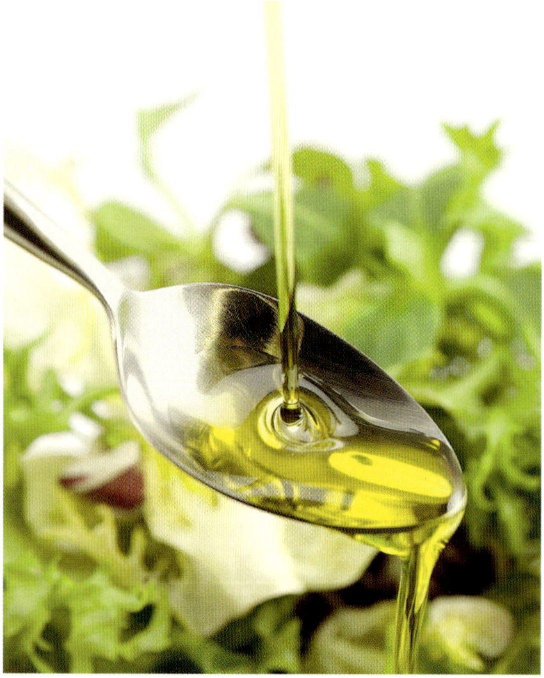

Zusätzlich eingenommenes Vitamin E steigert die geistige Leistungsfähigkeit nur, wenn vor dieser Aufnahme ein Mangel bestand. Nimmt man mehr zu sich, als man benötigt, hat man keinen positiven Effekt. Eine Überdosierung kann vielmehr zu Magen-Darm-Beschwerden führen und die Blutgerinnung negativ beeinflussen. Bei gesunden Menschen, die sich vielseitig ernähren (gemischte Kost), ist kaum ein Mangel zu erwarten.

Durchschnittlicher Vitamin-E-Gehalt einiger Lebensmittel

100 g verzehrbares Lebensmittel	mg Vitamin E
Weizenkeimöl	174
Sonnenblumenkerne	51
Baumwollsaatöl	38
Traubenkernöl	32
Kürbiskerne	30
Haselnüsse und Mandeln	26
Weizenkeimlinge	25
Lebertran	20
Sojaöl	17
Pflanzenmargarine	16
Lupinenöl	15
Erdnüsse	11
Erdnussöl und Standardmargarine	10
Halbfettmargarine und Walnüsse	6,0
Leinöl	5,8
Walnussöl	3,3

Brainfood-Tipp

Viel Vitamin E mit ausreichend Omega-3-Fettsäuren finden Sie zum Beispiel in Weizenkeim- und Sojaöl sowie Walnüssen.

B-Vitamine sind wichtig für die Nerven und das Gehirn

B-Vitamine sind hauptsächlich an der Bildung von Neurotransmittern beteiligt und spielen bei der Bereitstellung von Energie eine wichtige Rolle. Ein Vitamin-B-Mangel hat eine schlechte Gedächtnisleistung und Konzentrationsschwäche zur Folge und man ist leicht aus der Ruhe zu bringen.

Vitamin B_1 (Aneurin, Thiamin) – für die körperliche Fitness und das Gedächtnis

Vitamin B1 ist an der Erhaltung von Nervengewebe beteiligt. Durch seine Funktion für den Kohlenhydratstoffwechsel ist es für das Nervensystem besonders wichtig. Da reiner Zucker (Haushaltszucker, Honig, Trauben- und Fruchtzucker) nur Energie, jedoch keinerlei Vitamin B1 liefert, ist es besser, Vollkornprodukte zu essen, die das notwendige Vitamin gleichzeitig mit den Kohlenhydraten liefern.

Wissenschaftler der Standford University, USA, entdeckten, dass beispielsweise ein Mangel an dem B_1-Vitamin das Absterben der grauen Gehirnzellen auslöst und somit die Leistungsfähigkeit des Gehirns abnimmt. Krasse Mangelerscheinungen gibt es zwar bei uns nicht, jedoch sind Menschen, die sich vorzugsweise von weißen Auszugsmehlen (Mehl Typ 405 und 550), Zucker und Alkohol ernähren, gefährdet, da diese Nahrungsmittel kein oder nur spurenweise Vitamin B1 enthalten. Hier können durchaus Reflexstörungen, Müdigkeit, Konzentrationsschwäche, Reizbarkeit, Depressionen und Angstzustände auftreten. Aber auch Medikamente wie Abführmittel, die „Pille“, Mittel gegen Magenübersäuerung und Darmparasiten können Vitaminräuber sein.

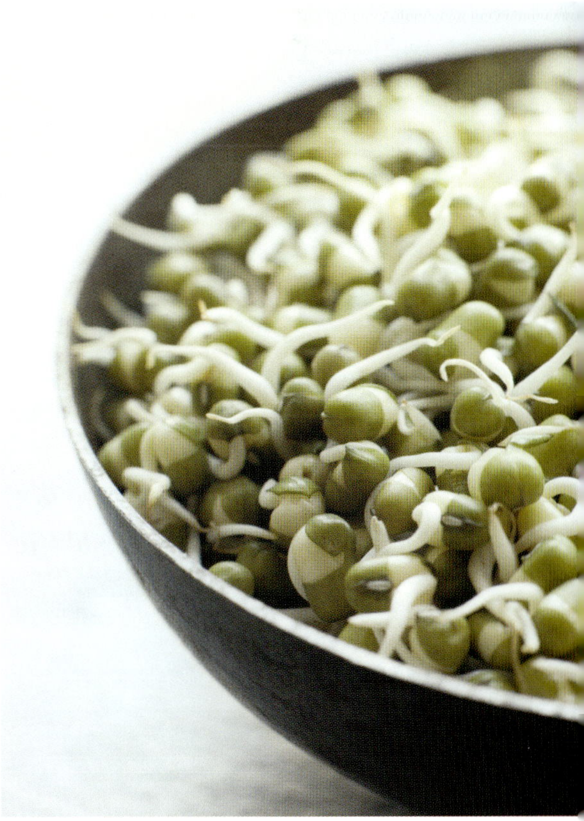

Brainfood-Tipp

Besonders viel Vitamin B_1 finden Sie in Hefe, Weizenkeimen und -keimlingen, Sonnenblumenkernen und Roggenkeimlingen.

Vitamin B_3 (Niacin) hilft bei Nervosität

Im Allgemeinen geht man von einem Niacinbedarf von 15 bis 20 mg aus. In Deutschland ist die Versorgung mit Niacin bei Gesunden in der Regel gesichert. Dies ist auf den relativ hohen Verzehr von Fleisch und Fleischprodukten zurückzuführen, die viel davon enthalten. Auch der Eiweißbaustein Tryptophan (s. Kapitel „Eiweiß und Nervenbotenstoffe") trägt zur Versorgung bei, da es bei ausreichender Eiweißversorgung in Niacin umgewandelt werden kann (60 mg Tryptophan ergeben 1 mg Niacin). Zu den Symptomen für einen Niacinmangel gehören anfänglich zum Beispiel Müdigkeit, Schwindel, Kopfschmerzen, gefühllose („eingeschlafene") Glieder, außerdem Nervosität, Konzentrationsschwäche und Vergesslichkeit. Ein mittlerer Niacinmangel zeigt dann stärkere Störungen des Nervensystems, kommt jedoch bei uns sehr selten vor.

Brainfood-Tipp

Natürliche Lieferanten von Vitamin B_3 sind Geflügel, Fisch, Pilze, Milchprodukte und Eier sowie Erdnüsse, Weizenkleie, Datteln und Hülsenfrüchte.

Ihren Tagesbedarf für Vitamin B_3 (ca. 15 bis 20 mg) finden Sie in:

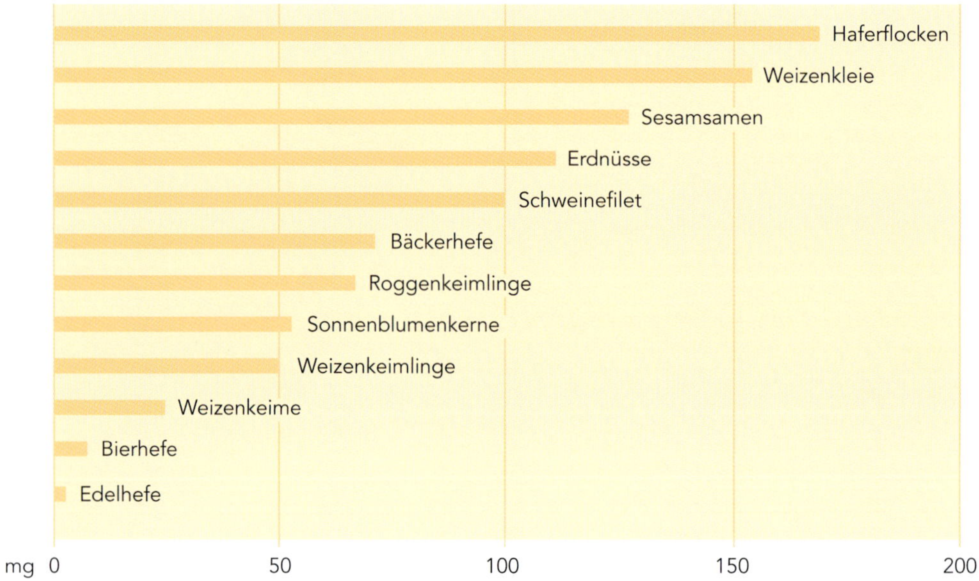

Vitamin B_6 (Pyridoxin) dient der Weiterleitung von Nervenimpulsen

Da Vitamin B_6 Bestandteil von etwa 100 verschiedenen Enzymsystemen ist, spielt es in dieser Funktion auch eine Rolle bei der Erregungsleitung der Nerven (Weiterleitung von Nervenimpulsen). Man weiß beispielsweise, dass das Vitamin B_6 Bestandteil des Enzyms ist, das für die Bildung von Serotonin aus Tryptophan erforderlich ist.

Risikogruppen für einen Mangel sind unter anderem ältere Menschen, die nur wenig Nahrung aufnehmen, und Personen, die häufig Abmagerungsdiäten durchführen.

Sollte der seltene Fall eines Vitamin-B_6-Mangels auftreten, so äußert sich das auch in Form von Appetitlosigkeit, Erbrechen, Blutarmut, gesteigerter Erregbar-

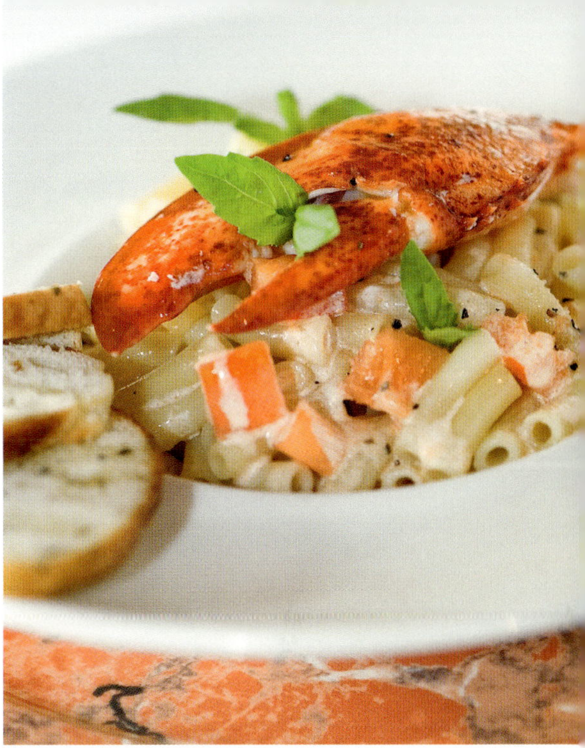

Ihren Tagesbedarf für Pyridoxin (15 mg) finden Sie in:

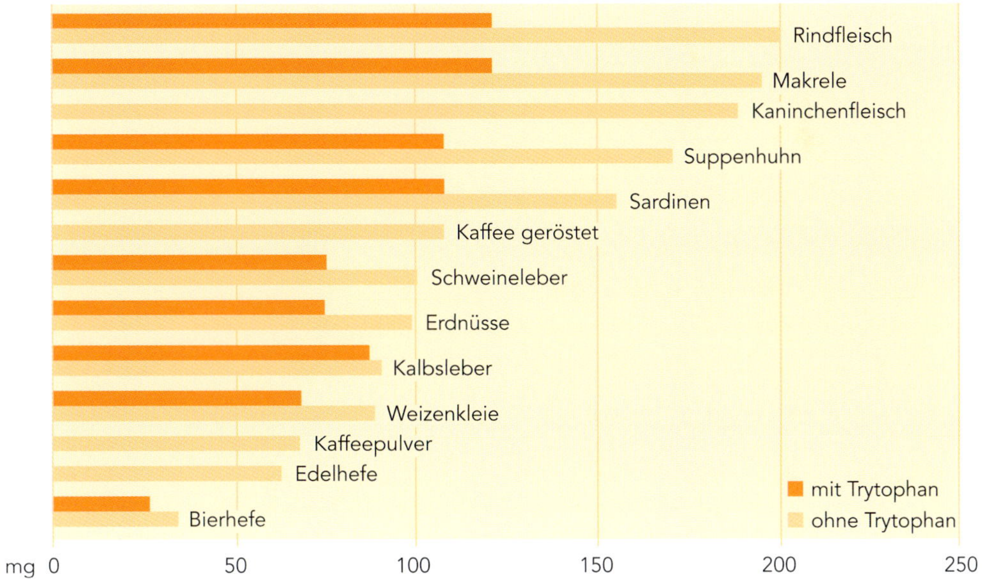

keit und Krampfzuständen. Depressionen treten auf, da Vitamin B_6 für die Biokatalysatoren (Enzyme) nicht zur Verfügung steht, die bestimmte Nervenüberträgerstoffe produzieren. Diese Form der Krankheit verschwindet, wenn Vitamin B_6 eingenommen wird.

Da das Vitamin in fast allen Nahrungsmitteln enthalten ist und der Körper über beachtliche Reserven verfügt, sind ernährungsbedingte Mangelerscheinungen selten. Im Durchschnitt wird von der Bevölkerung etwas mehr Vitamin B_6 aufgenommen, als die tatsächlich benötigte Menge. Der Tagesbedarf liegt für Erwachsene bei 1,2 (Frauen) bzw. 1,6 mg (Männer) Vitamin B_6.

Brainfood-Tipp

Ihren Vitamin-B_6-Bedarf decken Sie mit 34 g Bierhefe, 107 g Sojasprossen, 125 g Hummer, 150 g Sojabohnen, 153 g Lachs, 156 g Sardinen oder Hafer, 167 g Leinsamen, 171 g Rinderleber, 172 g Walnüssen, 187 g Hühnerleber, 190 g Sesam, 205 g Weizenkleie, 238 g Makrele oder 250 g Sonnenblumenkernen.

Vitamin B_9 (Folsäure) schützt die Hirnzellen vor dem Hirntod

Folsäuremangel kommt leider auch bei uns vor, und er kann bei Erwachsenen zu Depressionen und Gedächtnisstörungen führen. In Studien fand man heraus, dass bis zu einem Drittel der Psychiatriepatienten an Folsäuremangel leiden. Gesichert ist, dass Folsäure an der Produktion von Serotonin und Dopamin beteiligt ist. Das Vitamin schützt Hirnzellen vor dem Zelltod, nur wie, das weiß man nicht.

Eine interessante Studie an der Stanford-Universität an gesunden 50- bis 70-Jährigen, die täglich doppelt so viel Folsäure wie empfohlen bekamen, zeigte, dass die erhöhte Menge die Gedächtnisleistung der Senioren und die altersbedingte Verlangsamung der Informationsverarbeitung messbar bremste. Im Tierversuch an Mäusen schützte Folsäure sogar vor der Alzheimerkrankheit.

Bakterien stellen einen Teil der benötigten Folsäure bereit. Zusätzlich sollten Erwachsene mit der Nahrung täglich 400 µg (0,4 mg) aufnehmen. Schwangere und Stillende brauchen täglich 600 µg. Schwangeren und denjenigen Frauen, die schwanger werden wollen, wird sogar empfohlen, spätestens vier Wochen vor Beginn und während des ersten Drittels der Schwangerschaft künstliche Folsäure, die die doppelte Wirksamkeit von natürlicher Folsäure aufweist, einzunehmen. Damit will man Neuralrohrdefekten vorbeugen, die mit einem Folsäuremangel in Verbindung gebracht werden.

Brainfood-Tipp

Den Tagesbedarf von etwa 400 µg Folsäure decken Sie mit Vollkornprodukten, grünem Blattgemüse, roter Bete, Spinat, Brokkoli, Karotten, Spargel, Rosenkohl, Tomaten, Eigelb und Nüssen.

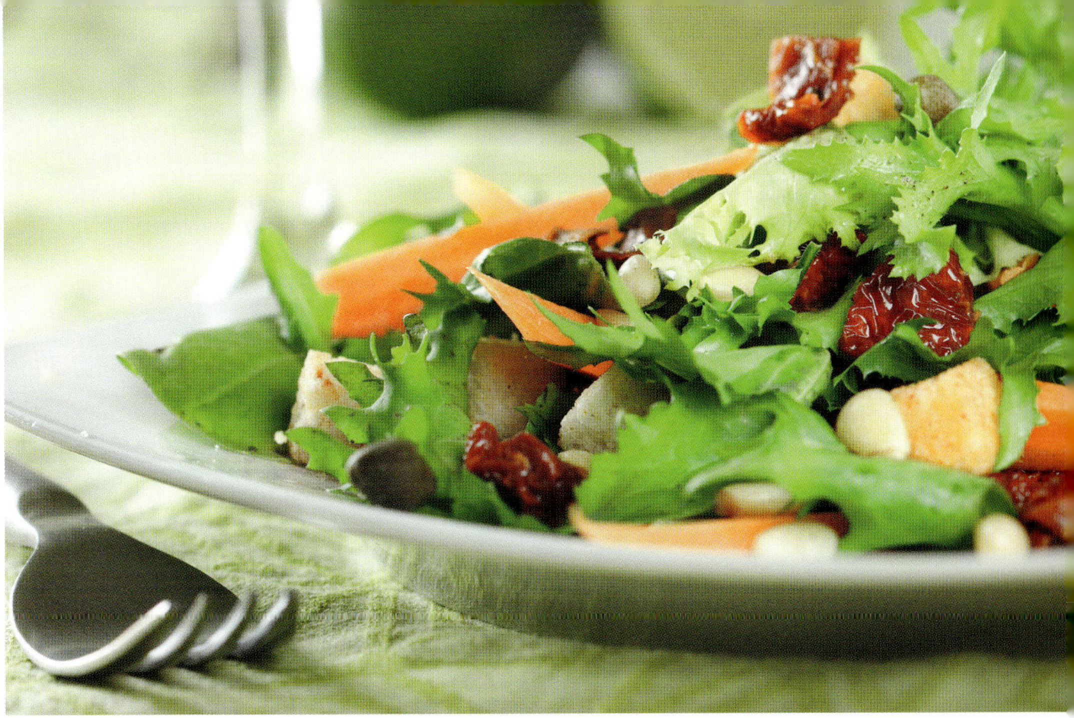

Vitamin B_{12} (Cobalamin oder Cyanocobalamin) fördert die Konzentration und das Gedächtnis

Cobalamin stärkt das Nervensystem, ist generell für die Zellneubildung erforderlich, vor allem für das Nervengewebe. Es mildert Reizbarkeit und gibt ganz allgemein neuen Schwung, denn es hilft dem Körper Nährstoffe richtig zu verwerten. Mithilfe von Vitamin B_{12} wird Folsäure (s. dort) in seine aktive Form umgewandelt. Es gilt als Nervenschutzvitamin, da es unter anderem die Schutzhülle um die Nerven (sog. Myelinschicht) stärkt. Es wird entsprechend bei allgemeinen Ermüdungs- und Erschöpfungszuständen und neurologischen Symptomen gegeben. Bereits ein geringer Mangel daran kann zu Schwäche, Müdigkeit, Depressionen, Konzentrations- und Gedächtnisstörungen führen.

Die Reservekapazität für Vitamin B_{12} reicht üblicherweise drei bis fünf Jahre. Bei einer Vitamin-B_{12}-freien Ernährung wird der Vitamin-B_{12}-Speicher erst nach ein bis vier Jahren um 50 Prozent reduziert. Diese lang anhaltenden Speicher bewirken, dass Mangelsymptome erst nach jahrelanger Vitamin-B_{12}-armer Ernährung beobachtet werden. Dies kann für das Nervensystem zum Problem werden, da ein anhaltender Mangel zu Lähmungserscheinungen führt, die den Symptomen der Multiplen Sklerose ähneln. Leider kann man diese Folgen nicht rückgängig machen.

Das Problem ist, dass das Vitamin B_{12} zur Aufnahme im Dünndarm den von der Magenschleimhaut produzierten „Intrinsic Factor“ benötigt. Damit geht es eine Bindung ein, bis es aufgenommen wird. Dies ist auch das Problem bei diesem Vitamin: Obwohl seine Zufuhr in der

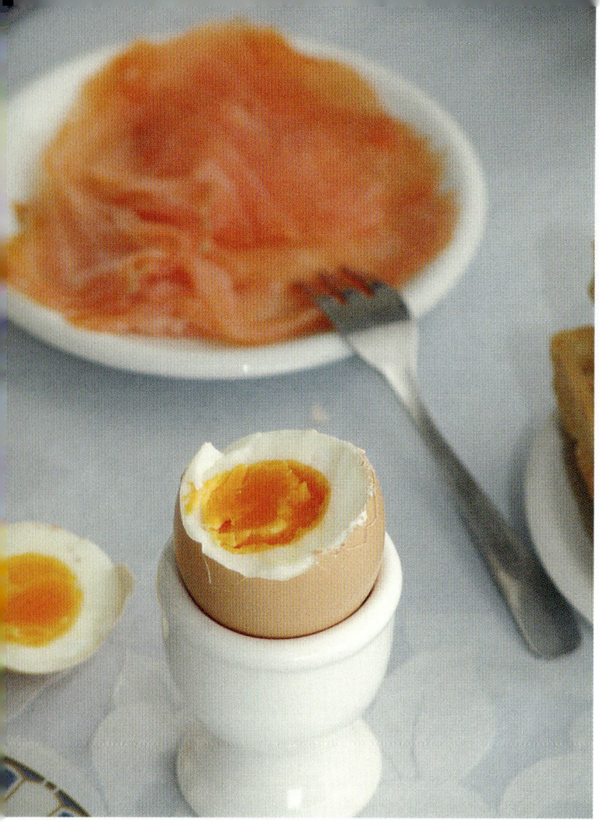

Regel ausreicht, ist ein Vitamin-B_{12}-Mangel die klinisch am häufigsten zu therapierende Vitaminmangelerkrankung. Die Ursache dafür ist oft ein Mangel am „Intrinsic Factor“, wie dies zum Beispiel bei einer chronischen Magen- und Darm-Erkrankung oder einer vorangegangenen Entfernung des Magens und damit der Intrinsic-Factor-Produktion der Fall ist. Selten liegt es an einer mangelhaften Zufuhr durch Nahrungsmittel.

Ein Vitamin-B_{12}-Mangel beeinträchtigt nahezu sämtliche Zellen des Organismus, nicht nur diejenigen des Nervensystems. Er beginnt in der Regel mit unspezifischen Symptomen wie leichter Ermüdbarkeit, allgemeiner Schwäche und Herzklopfen.

Das Blutbild zeigt charakteristische große Blutkörperchen. Man erkennt einen Mangel auch an Zungenbrennen und Zungenentzündungen sowie an einer gelblich fahlen Haut.

Den Tagesbedarf für Vitamin B_{12} (ca. 3 μg) finden Sie in:

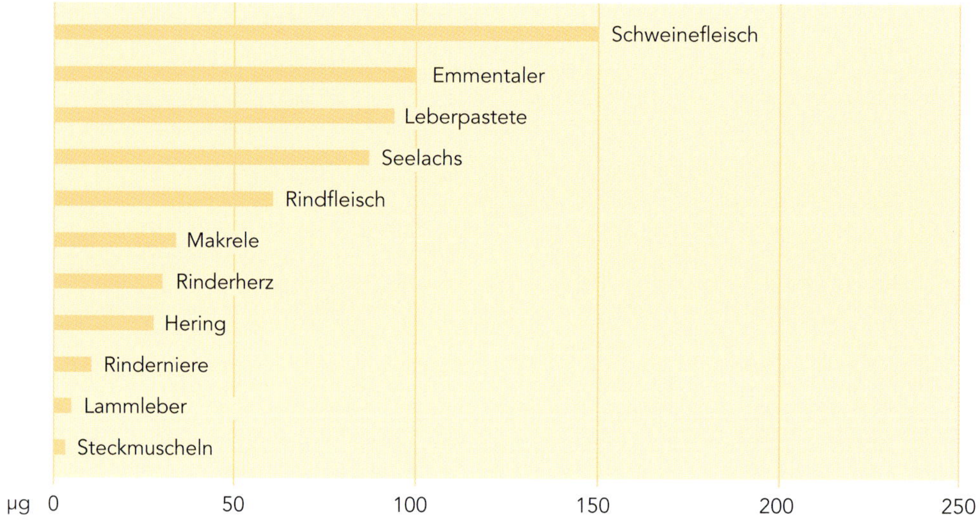

Gleichzeit tritt meist ein Folsäure-, Thiamin-, Eisen- und Vitamin-C-Mangel auf. Auch an Wechselwirkungen zwischen Vitamin B_{12} und Medikamenten muss gedacht werden.

Brainfood-Tipp

Den Tagesbedarf von etwa 3 µg Vitamin B_{12} decken Sie beispielsweise mit Fleisch, Fisch, Milch und Eiern sowie mit Innereien wie Leber.

Mineralstoffe

Mineralstoffe sind für die Gehirnfunktion ebenfalls erforderlich:

- Kalzium ist an der Weiterleitung von Nervenimpulsen maßgeblich beteiligt.
- Natrium sowie Kalium unterstützen die Funktion der Nervenzellen.
- Phosphor benötigt das Gehirn zur Energieproduktion.
- Dasselbe gilt für Magnesium, das unverzichtbar für die Freisetzung von Energie aus ATP ist. Es schützt unser Nervensystem vor Stress, denn es unterbricht die Kettenreaktion, die zur Ausschüttung der Stresshormone Adrenalin und Noradrenalin führt.
- Auch Mangan hat für die Konzentrationsfähigkeit Bedeutung.

Allerdings nehmen wir normalerweise genügend von diesen Nährstoffen auf, außer man hat eine chronische Erkrankung oder ernährt sich sehr einseitig. Eine zusätzliche Zufuhr über Nahrungsergänzungsmittel kann die Aufnahme einzelner Mineralstoffe behindern und daher mehr schaden als nutzen. So stört beispielsweise eine hohe Eisenaufnahme die Magnesiumverwertung. Eine überhöhte Zinkeinnahme kann zu Kupfermangel führen.

Man muss nur auf sehr wenige Mineralstoffe achten, von den meisten nimmt man mehr als genug zu sich. Eher reduzieren muss man zum Beispiel Natrium aus Kochsalz (Natriumchlorid). Folgende Mineralstoffe nimmt man ebenfalls reichlich zu sich: Kalium, Phosphat, Schwefel und Zink. Gesunde erhalten auch genügend Kupfer, Mangan, Selen und Molybdän. Aufpassen muss man lediglich bei Kalzium, das man reichlich in Hart- und anderen Käsesorten, Sesam und Mohn findet.

Dabei ist es – außer bei nachgewiesenem Mangel – immer besser, den Mineralstoff in natürlicher Form aufzunehmen, da man ansonsten auch überdosieren kann. Dies kann – um nur ein Beispiel zu nennen – bei zu viel Kalzium das Risiko für Nierensteine erhöhen. Auch andere negative Wirkungen einer Überdosis von einigen Mineralstoffen kennt man. Positive Wirkungen von Mineralstoff- oder Vitaminpräparaten können nur dann eintreten, wenn es im Körper wirklich einen Mangel gibt. Trifft dies nicht zu, ist die Einnahme überflüssig und kann Probleme verursachen. Da alle Nährstoffe (Vitamine, Mineralstoffe, Eiweißbausteine) im Körper in enger Wechselwirkung zueinander stehen, kann die

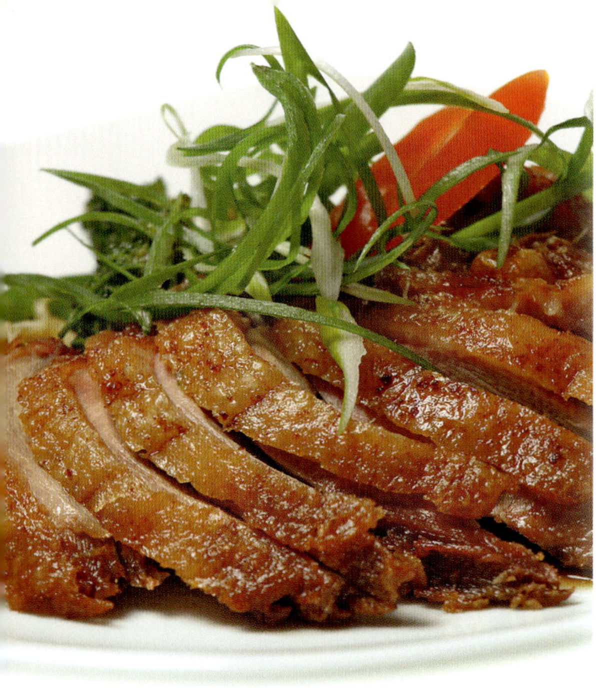

überhöhte Zufuhr eines einzelnen Stoffes das empfindliche Gleichgewicht der anderen sehr schnell stören.

Eisen unterstützt die Gedächtnisleistung

Eisenmangel, der vor allem bei Frauen und insbesondere weiblichen Vegetariern vorkommt, beeinträchtigt die Gedächtnisleistung bei Erwachsenen und Kindern. Leidet man tatsächlich darunter, so ist auch unser Denkapparat betroffen: Man wird unkonzentrierter und ermüdet schneller. Bei Säuglingen stört ein Eisenmangel – und die damit verbundene Blutarmut – die kindliche Intelligenzentwicklung. Bei alten Menschen übersieht man einen Eisenmangel oft. Die Symptome werden eher seniler Geistesschwäche zugeschrieben.

Eisen ist für das Gehirn besonders wichtig, da unsere Denkzentrale über diesen Mineralstoff ständig mit Sauerstoff versorgt werden muss, denn davon hat es – ebenso wie für Glukose – nahezu keine Reserven. Hämoglobin, der rote Blutfarbstoff, der das Atemgas transpor-

Beitrag einiger Lebensmittel zur Deckung der Eisen-Tagesempfehlung von 10 mg (Männer) und 15 mg (Frauen)

Lebensmittel	Gehalt pro 100 g	Portionsgröße	Deckung der Tagesempfehlung Männer	Deckung der Tagesempfehlung Frauen
Hausmacher Blutwurst	17,0 mg	30 g	51 %	34 %
Schweineleber gegart	15,4 mg	125 g	193 %	128 %
Weizenkleie	12,9 mg	20 g	26 %	17 %
Kürbiskern frisch	12,5 mg	25 g	31 %	21 %
Sojamehl entfettet	12,0 mg	EL, 15 g	18 %	12 %
Kalbsniere	11,3 mg	125 g	141 %	94 %
Hirse, ganzes Korn	9,0 mg	60 g	54 %	36 %
Sojabohnen getrocknet	7,8 mg	60 g	47 %	31 %
Leberwurst fein	7,1 mg	30 g	21 %	14 %
Auster frisch	6,7 mg	100 g	67 %	45 %
Haferflocken	4,6 mg	60 g	28 %	18 %

tiert, enthält Eisen. Ähnlich wie muffige, verbrauchte Luft das Denken lähmt, bremst Eisenmangel die Hirnleistung. Unterbricht man die Zufuhr von Sauerstoff, wie das beispielsweise bei einem Unfall oder auch einem Schlaganfall der Fall ist, genügen wenige Sekunden, um aufgrund von Sauerstoffmangel Bewusstlosigkeit und innerhalb weniger Minuten unheilbare Zerstörungen am Gehirn auftreten zu lassen. Auch einige Enzyme, die im Gehirn Botenstoffe (Neurotransmitter) produzieren, benötigen Eisen.

Kaffee, Tee und Milchprodukte, aber auch Zink und Kalzium hemmen seine Aufnahme. Am besten verfügbar ist Eisen aus Fleisch. Aus pflanzlichen Produkten muss es mit Vitamin C gemeinsam aufgenommen werden. Denn dieses Vitamin wandelt den Mineralstoff in eine für den Körper gut verwertbare Form um.

Eisenpräparate einzunehmen empfiehlt sich allenfalls bei nachgewiesenem Mangel. Denn der umgekehrte Fall – zu viel Eisen – verschlechtert beispielsweise die Verwertung von Zink. Aber auch andere negative Folgen von überhöhtem Eisen im Blut sind bekannt. Die beste „Einnahmeform" ist immer noch die natürliche.

Brainfood-Tipp

Den Tagesbedarf von etwa 15 mg (Frauen) bzw. 10 mg (Männer) Eisen decken Sie zum Beispiel mit Fleisch und Innereien.

Magnesium unterstützt die Konzentration

Magnesium wird bei Anspannung des Körpers in größeren Mengen gebraucht. Ein Mangel kann Konzentrationsschwäche und Nervosität zur Folge haben.

Bei einer üblichen Ernährung und bei gesunden Menschen kommt jedoch ein starker Magnesiummangel sehr sel-

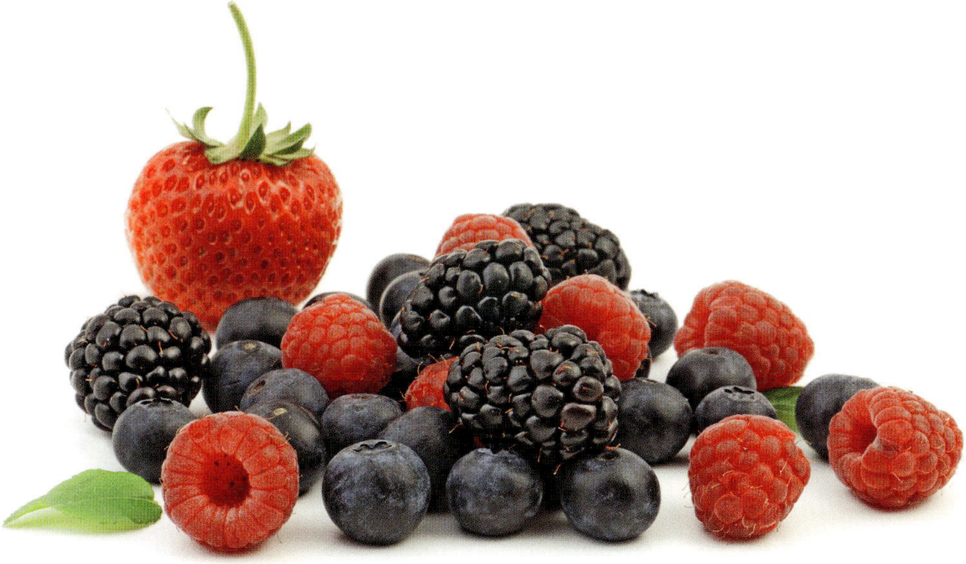

ten vor, da der Mineralstoff in vielen Lebensmitteln enthalten ist. Außerdem reagiert die gesunde Niere auf Veränderungen der Magnesiumkonzentration sehr empfindlich und sorgt dafür, dass bei einem Mangel weniger davon ausgeschieden wird.

Jedoch vermuten Wissenschaftler, dass Millionen von Menschen nur gerade eben ausreichend mit dem lebensnotwendigen Nährstoff versorgt sind.

Brainfood-Tipp

Den Tagesbedarf von etwa 300 mg Magnesium decken Sie zum Beispiel mit Vollkorngetreide, Milch und Milchprodukten, Leber, Geflügel, Fische, Kartoffeln, Gemüse, Sojabohnen sowie Beerenobst, Orangen und Bananen.

Jod schützt vor Müdigkeit

Bei Jodmangel scheinen besonders die Fähigkeiten, Entscheidungen zu treffen und Eigeninitiative zu ergreifen, beeinträchtigt. Da Jodmangel auch andere Gesundheitsprobleme nach sich zieht, wird generell empfohlen, jodiertes Speisesalz zu verwenden, zumindest in Regionen, die bekanntermaßen unter Jodmangel leiden (z. B. Süddeutschland). Auch Meeresfisch beugt diesem Mangel vor und liefert zusätzlich die bereits erwähnten Omega-3-Fettsäuren.

1996 fand man bei einer Untersuchung heraus, dass weniger als zwei Prozent der Bevölkerung in Deutschland ausreichend mit Jod versorgt waren. Durch die Änderung der Speisesalzverordnung hat sich dies in den letzten Jahren jedoch verbessert, eine ausreichende Versorgung ist einigermaßen sichergestellt. Die Differenz zur Empfehlung kann über die Ernährung nur gedeckt werden,

Den Tagesbedarf für Magnesium (ca. 300 mg) finden Sie in:

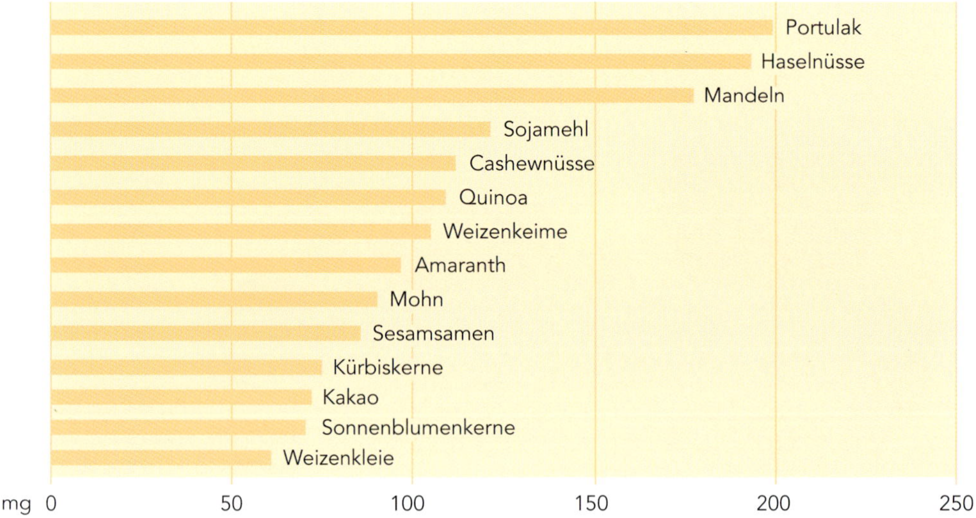

wenn regelmäßig Lebensmittel bevorzugt werden, die jodreich sind und – nach Meinung der DGE – mit Jodsalz hergestellt werden, auch in Haushalt, Gastronomie und Gemeinschaftsverpflegung. Die Häufigkeit der Schilddrüsenvergrößerungen liegt in Deutschland deutlich über zehn Prozent. Das bedeutet, dass hier die Jodmangelkrankheit Kropf häufig ist – auch nach Einschätzung der WHO.

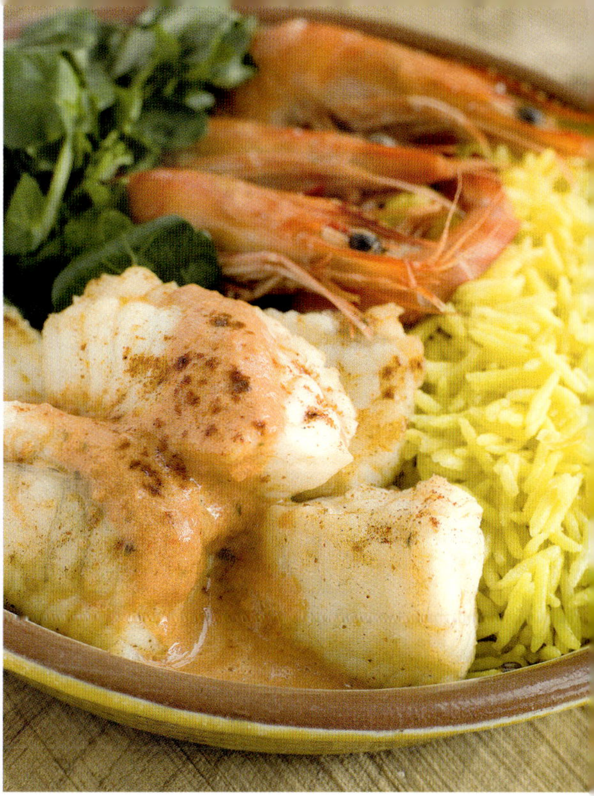

Brainfood-Tipp

Den Tagesbedarf von etwa 200 µg Jod decken Sie beispielsweise mit Seefisch und Meerestieren.

Beitrag einiger Lebensmittel zur Deckung der Jod-Tagesempfehlung von 200 µg

Lebensmittel	Gehalt pro 100 g	Portionsgröße	Deckung der Tagesempfehlung
Schellfisch frisch gegart, Zuschnitt	190,0 µg	150 g	143 %
Fischstäbchen gefroren	177,0 µg	150 g	133 %
Kabeljau tiefgefroren gegart	133,0 µg	150 g	100 %
Garnele	130,0 µg	100 g	65 %
Miesmuschel gegart	89,0 µg	100 g	45 %
Krustentiere gegart	89,0 µg	100 g	45 %
Rotbarsch frisch gegart, Zuschnitt	76,0 µg	150 g	57 %
Hartkäse Magerstufe	58,0 µg	30 g	9 %
Parmesan	40,0 µg	30 g	6 %
Thunfisch in Öl	40,0 µg	65 g	13 %
Edelpilzkäse	40,0 µg	30 g	6 %

Zink soll bei Jugendlichen die geistige Leistungsfähigkeit steigern

Zink ist ein wichtiger Bestandteil von Enzymen und an mehr als 100 Stoffwechselreaktionen beteiligt. Ein Mangel daran kann zu Depressionen, Aggressivität und Lernschwäche führen. Man benötigt etwa 7 bis 10 mg täglich, die durch eine übliche Mischkost abgedeckt werden. Nach Einschätzung der DGE ist man hierzulande gut mit Zink versorgt.

Neueste Forschungen zeigten, dass der Mineralstoff zumindest bei Heranwachsenden einen günstigen Einfluss auf das Gedächtnis hat. Es soll sogar als Nahrungsergänzung die geistige Leistungsfähigkeit von Jugendlichen verbessern. Angeblich können sie sich besser konzentrieren, reagieren schneller und schneiden in Gedächtnistests besser ab als Altersgenossen, die keine Zinktabletten eingenommen haben. Das fanden amerikanische Wissenschaftler in einer Studie mit mehr als 200 zwölf- und 13-jährigen Jugendlichen heraus, die täglich Zinktabletten zu sich nahmen. Gemeinsam mit Omega-3-Fettsäuren lässt eine regelmäßige Versorgung mit Zink das Gehirn angeblich sogar „wachsen". Jedoch ist eine natürliche Zufuhr vorzuziehen. Dabei ist es wichtig, zu wissen, dass es aus tierischen Quellen besser aufgenommen wird als aus pflanzlichen.

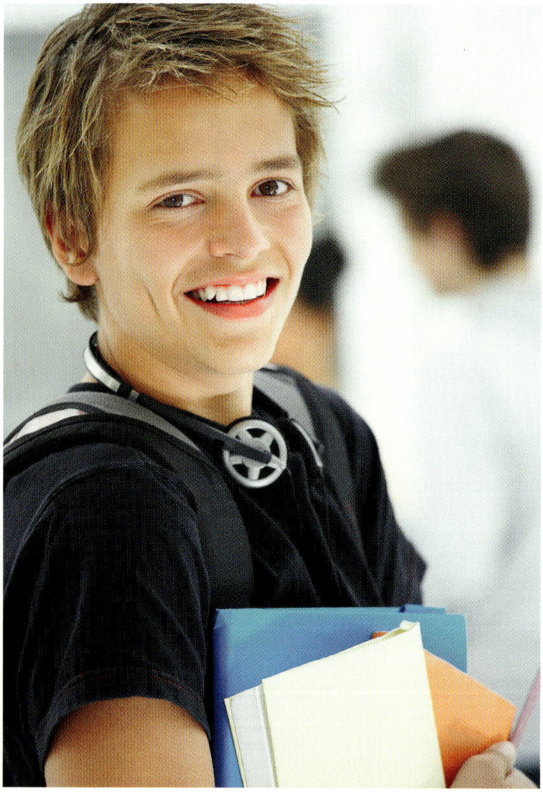

Durchschnittliche Zinkgehalte verschiedener Lebensmittel

100 g verzehrbares Lebensmittel	mg Zink
Austern	22
Weizenkeimlinge	17
Weizenkleie	9,4
Kalbsleber	8,4
Bierhefe getrocknet	8
Kürbiskerne	7
Leinsamen	5,5
Edamer Käse	5,3
Rindfleisch (Schulter)	5,2
Haferflocken	4,4

Brainfood-Tipp

Zink findet sich vor allem in Austern, Weizenkeimlingen und -kleie.

Weitere Nährstoffe für unser Gehirn

Weitere Nährstoffe sind für unsere Denkzentrale wichtig, so zum Beispiel:

Lecithine erhöhen die körperliche und geistige Fitness

Lecithine – im Fachausdruck Phosphatidylcholine – sind fettähnliche Substanzen, die für die Funktion des Gehirns wichtig sind. Sie können vom Körper selbst aus seinen Ausgangssubstanzen hergestellt werden. Lecithine zählen zur Gruppe der Phospholipide, also Fette mit Phosphoranteil. Außerdem bestehen sie aus Glycerin und Cholin. Sie sind wichtige Bestandteile der Zellmembranen, unter anderem von Gehirn und Nervenzellen. Außerdem findet man viel davon im Knochenmark, in der Leber und im Herz. Phospholipide isolieren unter anderem auch die Nervenfortsätze, sorgen also für die reibungslose Weitergabe von Nervenimpulsen. Außerdem werden Lecithine in Nerven und Gehirn zu Acetylcholin umgewandelt, dem bedeutendsten Neurotransmitter des Nervensystems.

Lecithine sollen laut gängiger Werbung die Hirnleistung steigern bzw. im Alter erhalten. Dagegen kann sich eine hohe Lecithinaufnahme negativ auswirken, da sie zu einem Phosphorüberschuss führt, der durch Kalzium- und Magnesiumzufuhr ausgeglichen werden muss.

Lecithine sind in der EU als Lebensmittelzusatzstoff (E 322) für Lebensmittel allgemein (sogar für „Bioprodukte") zugelassen. Höchstmengenbeschränkungen dafür gibt es ausschließlich bei Säuglingsnahrung. Auf Zutatenlisten erkennt man das durch die Bezeichnung „Lecithin", „Sojalecithin" oder E 322. Eine wichtige Eigenschaft des Lecithins ist dabei seine Fähigkeit, Brot- und Backwaren verzögert altbacken werden zu lassen. Dies erklärt auch, dass „Sojabrot" länger „frisch" bleibt und nicht die üblichen „Alterserscheinungen" von Brot zeigt.

Brainfood-Tipp

Hohe Mengen Lecithine finden sich in Walnüssen, Eigelb, Hefe, Mais, Erbsen, Sojaprodukten (z. B. Tofu), Lupinen, Raps, Sonnenblumenkernen, kalt gepressten Pflanzenölen, Buttermilch, Leber, Gehirn, Fleisch und Fisch, Weizenkeimen, Wurzeln sowie Knollen.

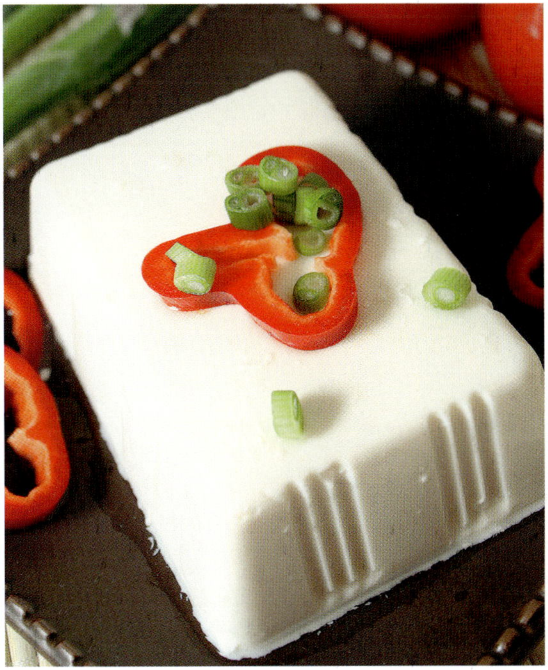

Cholin steigert das Kurzzeitgedächtnis

Seit langer Zeit schon bringt man einen Bestandteil der Lecithine, das Cholin, mit einer Verbesserung altersbedingter Vergesslichkeit in Zusammenhang. Diese Substanz findet man auch in freier Form in der Nahrung, und es kann von unserem Organismus sogar selbst gebildet werden.

Cholin ist Bestandteil des Neurotransmitters Acetylcholin und ist dessen wichtigste Vorstufe. Steht mehr davon zur Verfügung, dann schütten die Nervenzellen mehr Acetylcholin aus. Bereits zwei Stunden nach Cholinaufnahme steigerte sich einer Studie zufolge die Leistung des Kurzzeitgedächtnisses messbar. Dagegen wird Cholin bei bestimmten neurologischen Erkrankungen erfolgreich zur Therapie eingesetzt.

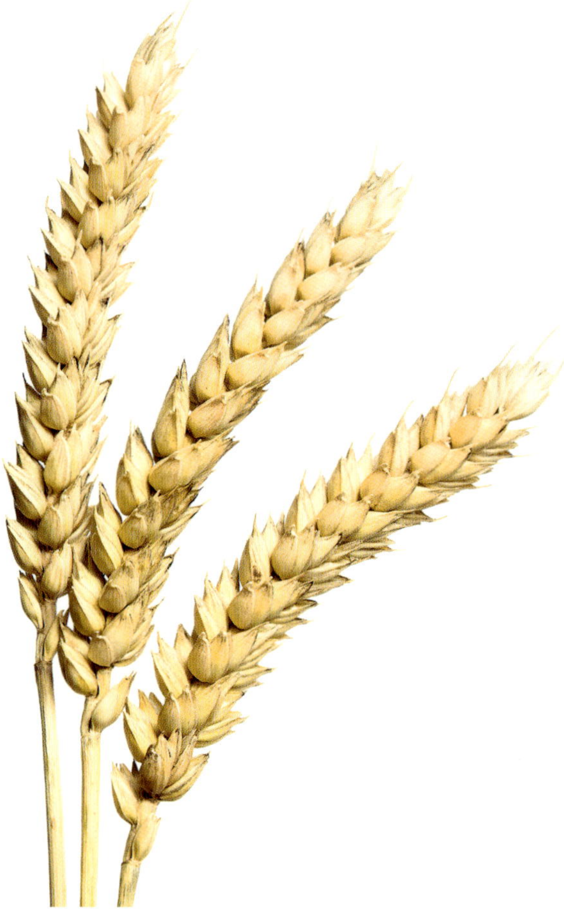

Brainfood-Tipp

Besonders viel Cholin findet sich in Soja-Lecithin, Bierhefe, Tofu, Nüssen, Weizenkeimen, Leber, Ei, Käse.

Serin erhält die geistige Fähigkeit

Anstelle von Cholin findet man auch die Aminosäure Serin in den Lecithinen. Sie ist anscheinend wichtig für die Gehirnfunktion. Man nennt das entstehende Produkt Phosphatidylserin (PS) oder auch Lipamin-PS und findet es verstärkt in Nervenzellen. PS ist an der Freisetzung von Neurotransmittern und an Aktivitäten der Nervenübergänge (Synapsen) beteiligt. Wissenschaftler vermuten, dass es für die Denkfähigkeit des Gehirns zumindest mitverantwortlich ist und die Funktion der Nervenzellen günstig beeinflusst. Man nimmt an, dass diese Substanz die Gehirnfunktionen fördern und dem Abfall der Wahrnehmungs- und Denkfähigkeit im Alter entgegenwirken kann. Insbesondere wurden Verbesserungen des Kurzzeitgedächtnisses festgestellt. Professor Hamm et al. berichten von klinischen Versuchen, die gezeigt haben, dass PS die Erinnerung und das Lernen verbessern kann. Somit soll es neben gesunder Ernährung, Bewegung und Hirntraining helfen, die geistigen Fähigkeiten zu erhalten.

Jedoch werden Lipamine auch vom Körper selbst gebildet oder über die Nahrung zugeführt. Derzeit weiß man noch nicht, ob es im Alter zu einem Mangel durch eine geringere Eigenproduktion an Lipaminen kommt und ob eine isolierte Zufuhr die Merkfähigkeit von Senioren steigern kann.

Brainfood-Tipp

Serin findet man in Weizen, Sojabohnen und Erdnüssen.

Sekundäre Pflanzenstoffe besitzen intelligente Wirkstoffe

Einen wichtigen Beitrag zum Schutz von Nervenzellen vor den nachteiligen Wirkungen von Sauerstoff leisten sekundäre Pflanzenstoffe zum Beispiel in ihrer Funktion als sogenannte Antioxidantien. Sie fangen reaktionsfreudige und in diesem Fall gefährliche „freie Radikale" ab. Wahrscheinlich können oxidative Schädigungen bei neurodegenerativen Krankheiten wie Demenz und Hirnschlag am ehesten durch sekundäre Pflanzenstoffe vermindert werden.

Carotinoide zum Beispiel binden die gefährlichen Substanzen und werden deshalb als Radikalfänger bezeichnet. Auch die sekundären Pflanzenstoffe der Substanzgruppen Flavonoide, Phytoöstrogene, Protease-Inhibitoren und Sulfide sowie Phenolsäuren (insbesondere die Gerbsäuren) sind Antioxidantien. Dazu gehört auch das „Curcumin", das in geringen Konzentrationen wirkt. Es ist ein Bestandteil von Gelbwurz, das wiederum in Currymischungen enthalten ist. Es ist jedoch auch separat erhältlich.

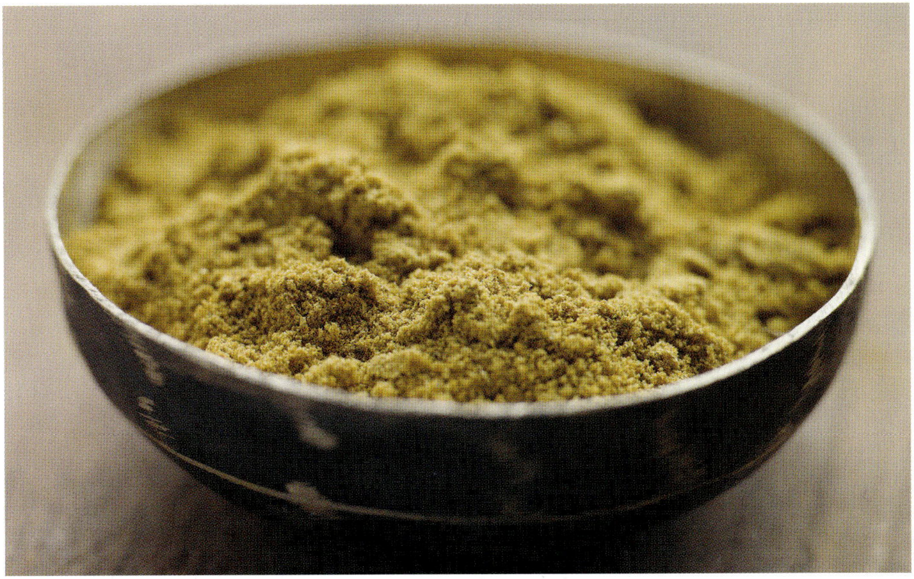

Generell wurde beobachtet, dass es ein hohes Gesundheitsrisiko bedeutet, wenn man nur geringe Konzentrationen von Antioxidantien im Körper hat. Zusätzlich sind sekundäre Pflanzenstoffe dafür bekannt, dass sie die antioxidative Wirkung der Vitamine A, C und E um ein Vielfaches übertreffen bzw. steigern können. Sekundäre Pflanzenstoffe mit antioxidativer Wirkung sind zum Beispiel:

Carotinoide dienen dem Schutz vor freien Radikalen

Zu den Schutzstoffen vor Radikalen gehören folgende Carotinoide: Alpha-Carotin, Betacarotin, Lykopin, Lutein und Zeaxanthin. Bei Pflanzen inaktivieren sie durch Lichtenergie aktivierte Substanzen und verhindern damit eine Schädigung des Gewebes. Ähnliche Schutzfunktionen diskutiert man auch für den Menschen. Im Versuch fingen sie eine aggressive Sauerstoffform ab (den sog. Singulettsauerstoff), die im Körper zu erheblichen Schädigungen der Zellen und der Erbsubstanz führt.

Als man Versuchsteilnehmern Betacarotin als Einzelsubstanz gab, konnte man leider keine Wirkung feststellen. Bei den Probanden allerdings, die Betacarotin in Form von Karottensaft zu trinken bekamen, stellte man eine deutliche Abnahme von Erbsubstanzschäden in bestimmten Lymphozyten (weiße Blutkörperchen) fest.

Lykopin allein, bzw. möglicherweise in Verbindung mit damit aufgenommenen Substanzen, wirkt stärker antioxidativ als Betacarotin. Es soll sogar die Entstehung von Herzinfarkt verhindern können.

Durchschnittliche Betacarotin-Gehalte einiger Lebensmittel

100 g verzehrbares Lebensmittel	mg Betacarotin
Aprikose getrocknet	35
Rohe Karotten	7,6
Grünkohl	5,2
Hagebutte und Spinat	4,8
Honigmelone	4,7
Endiviensalat	1,7
Kaki	1,6
Rucola	1,4
Pfifferlinge	1,3
Mango	1,2

Brainfood-Tipp

Den Tagesbedarf von 2 mg deckt man mit Karotten, getrockneten Aprikosen und gekochtem Brokkoli.

Polyphenole schützen ebenfalls vor Sauerstoff

Ein Beispiel dafür ist Kaffeesäure, die unter anderem effektiv hilft, indem sie geladene Metallteilchen bindet. Auch in Weizenkleie wurde man fündig, die ebenfalls Kaffeesäure enthält. Da man sich die starke antioxidative Wirkung der Weizenkleie nicht erklären kann, vermutet man, dass sich Phenolsäuren untereinander und mit anderen biologisch aktiven Inhaltsstoffen, die teilweise noch nicht einmal bekannt sind, in ihrer Wirkung gegenseitig verstärken. Die Polyphenole in Rotwein zeigen eine Schutzwirkung vor Sauerstoff, die wesentlich höher ist als diejenige von Weißwein. Dabei besteht die Wirkung auch, wenn der Alkohol aus dem Wein entfernt wurde. Eine andere Studie zeigte eine stärkere Wirkung von Weißwein. Aufgrund dieser Ergebnisse vermutet man, dass nicht die Polyphenole im Wein wirken, sondern andere Weininhaltstoffe dafür verantwortlich sind, wie die Hydroxyzimtsäuren.

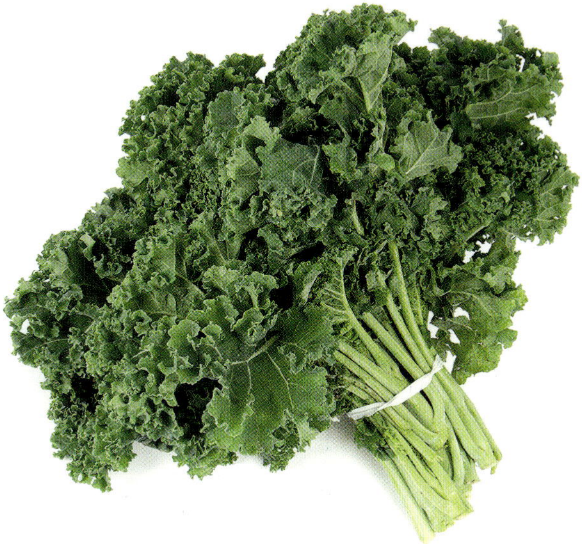

BRAINFOOD-TIPP

Polyphenole findet man in größeren Mengen in Grünkohl, Weizenvollkorn und Weißkohl.

Flavonoide haben antioxidative Wirkungen

Sie sind die mengenmäßig häufigsten und wirksamsten antioxidativen Inhaltsstoffe in pflanzlichen Nahrungsmitteln. Sie schützen zum Beispiel Vitamin C in Fruchtsäften vor Sauerstoffanlagerung. Über Gemüse und Obst kann man ihre Konzentration im Körper erhöhen. Inzwischen weiß man, dass Flavonoide jedoch nur wirken können, wenn gleichzeitig Vitamin E vorhanden ist. Ernährt man sich mit Gemüse, Öl und Fisch, ist diese Kombination immer gegeben. Außerdem besitzen Zubereitungen aus Artischockenblättern, die reich an Flavonoiden sind, und Äpfel, bei denen vor allem die Schalen viel davon enthalten, antioxidative Eigenschaften.

BRAINFOOD-TIPP

Flavonoide findet man vor allem in der Schale von Obst und Gemüse.

Sulfide weisen antioxidative Schutzmechanismen auf

Einige Sulfide, vor allem diejenigen aus Zwiebeln und Knoblauch, schützen selbst zwar nicht vor Sauerstoff. Sie sorgen jedoch dafür, dass ein spezielles Enzymsystem gebildet wird, das antioxidative Wirkungen hat. Neben rohen Zwiebeln schützt auch Rettich die roten Blutkörperchen vor Sauerstoffanlagerung an die zelleigenen Fette.

BRAINFOOD-TIPP

Knoblauch ist gesund, reich an Sulfiden und sollte wie andere Zwiebelgewächse oft auf der Speisekarte stehen!

Die Schutzwirkung vor Sauerstoff ist bei Tee besonders gut

Auffallend war in den Versuchen die Wirkung von grünem und schwarzem Tee. Diese Wirkung wird durch Zugabe von Milch aufgehoben. Auch Schälen und Kochen reduziert die antioxidative Wirkung von Gemüse und Obst.

Chlorophyll hilft bei geistiger Arbeit

Es soll dafür sorgen, dass der eingeatmete Sauerstoff länger in den Gehirnzellen verweilt und dadurch für die geistige Arbeit besser genutzt werden kann.

Brainfood-Tipp

Grüne Salate, Spinat und andere grüne Gemüsesorten beliefern das Gehirn mit Chlorophyll.

Flüssigkeit

Sich allein richtig zu ernähren genügt nicht, um geistig fit zu bleiben. Der Grund: Etwa 83 Prozent unseres Blutes (ca. 75 Prozent des Gehirns) bestehen aus Wasser. Wenn wir zu wenig trinken, wird das Blut dickflüssig. Die Folge: es fließt langsamer, kann nicht mehr so viel Sauerstoff und Nährstoffe zum Gehirn transportieren und die feinen Blutgefäße (Kapillaren) können nicht mehr ausreichend durchblutet werden. Der schnelle Weg bis in die Gehirnzellen wird langsamer. Dies ist schon bei einem Flüssigkeitsverlust von nur zwei Prozent des Körpergewichts der Fall.

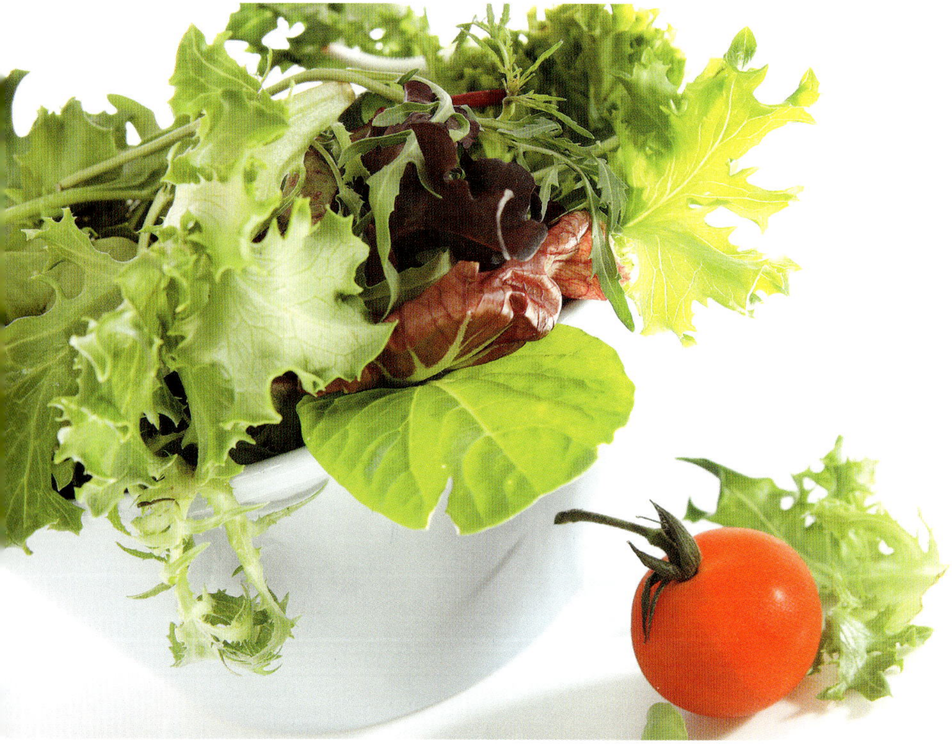

Studien haben gezeigt, dass die geistige Leistungsfähigkeit bei einem Flüssigkeitsverlust von nur zwei Prozent des Körpergewichts nachlässt. Im Gegensatz dazu verbesserte eine ausreichend hohe Flüssigkeitszufuhr Aufmerksamkeit, Lernleistung und Schulnoten von Schülern bzw. Studenten.

Ebenso können bei Änderung der Flüssigkeitsversorgung Kopfschmerzen auftreten und die Vitalität wird geringer. Müdigkeit macht sich breit, sogar Gedächtnisstörungen und depressive Stimmungen können auftreten.

Täglich sollte ein erwachsener Mensch 1,5 bis zwei Liter Flüssigkeit aufnehmen. Damit dies nicht in zusätzliche Pfunde ausartet, sind Wasser (Leitungs- und/oder Mineralwasser), ungesüßte Kräuter- und Früchtetees sowie großzügig mit Wasser verdünnte Fruchtsäfte (Schorlen) empfehlenswert. Fruchtsäfte können auch viel natürlichen Zucker enthalten, sie eignen sich daher nur verdünnt oder als Zwischenmahlzeit mit belegten Vollkornbrötchen oder Müsli kombiniert als Brainfood. Zuckerhaltige Saftgetränke, Limonaden und auch Eistees bringen den Blutzuckerspiegel auf Zickzackkurs und sind nicht zu empfehlen. Dagegen hat ungesüßter grüner Tee viele Vorteile. Mineralwässer enthalten je nach Herkunft Mineralstoffe und Spurenelemente, die auch für die Gehirnfunktion wichtig sein können.

Kaffee und andere koffeinhaltige Getränke sollte man mit Vorsicht genießen. Sie machen zwar kurzfristig wach und leistungsfähiger. Dies insbesondere, da Koffein sehr rasch aus dem Magen-Darm-Trakt ins Blut aufgenommen wird und schnell die Blut-Hirn-Schranke passiert. Dort erweitert es die Blutgefäße, mit dem Ergebnis, dass die Großhirnrinde mit mehr Sauerstoff versorgt wird. Außerdem ähnelt Koffein in seiner chemischen Struktur dem Adenosin, einem Nebenprodukt des Energiestoffwechsels im Gehirn. Dessen Aufgabe besteht unter anderem darin, das Gehirn vor Überan-

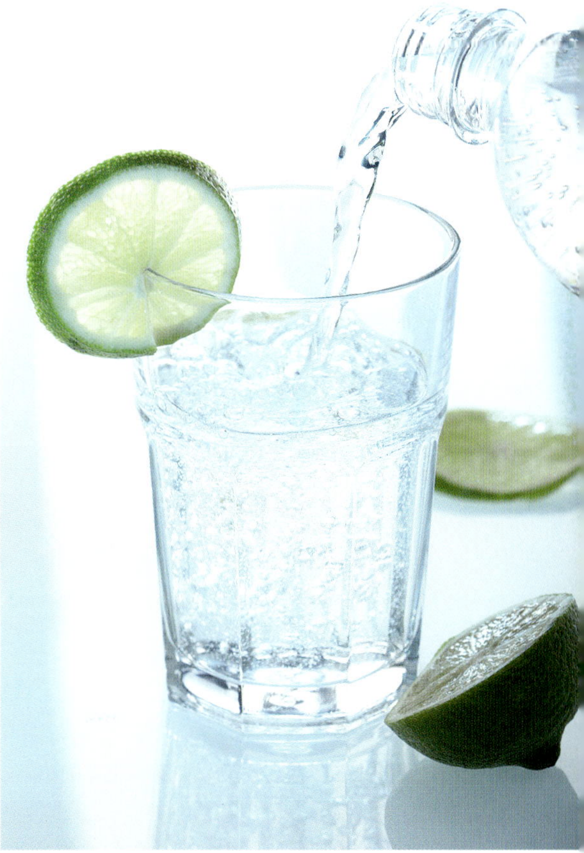

strengung zu schützen. Koffein setzt sich infolge seiner ähnlichen Struktur auf dieselben Rezeptoren wie Adenosin, sodass der Energievermittler nicht mehr an diese Plätze kann. Daher bekommen die Nervenbahnen kein Signal mehr, langsamer zu arbeiten. Damit verhindert Koffein die beruhigende Wirkung des Adenosins. Tatsächlich bleibt man länger wach, aufmerksam und konzentriert. Lässt die Wirkung des Koffeins nach, tritt die Müdigkeit bei vielen dafür umso stärker auf. Außerdem wirkt das Koffein sehr schnell nicht mehr, wenn wir regelmäßig mehr als drei Tassen Kaffee täglich trinken. Die Nervenzellen reagieren auf das fehlende Adenosinsignal und bilden mehr Rezeptoren aus, an denen das Energiemolekül andocken kann. Damit wird die Wirkung des Koffeins stark gemindert.

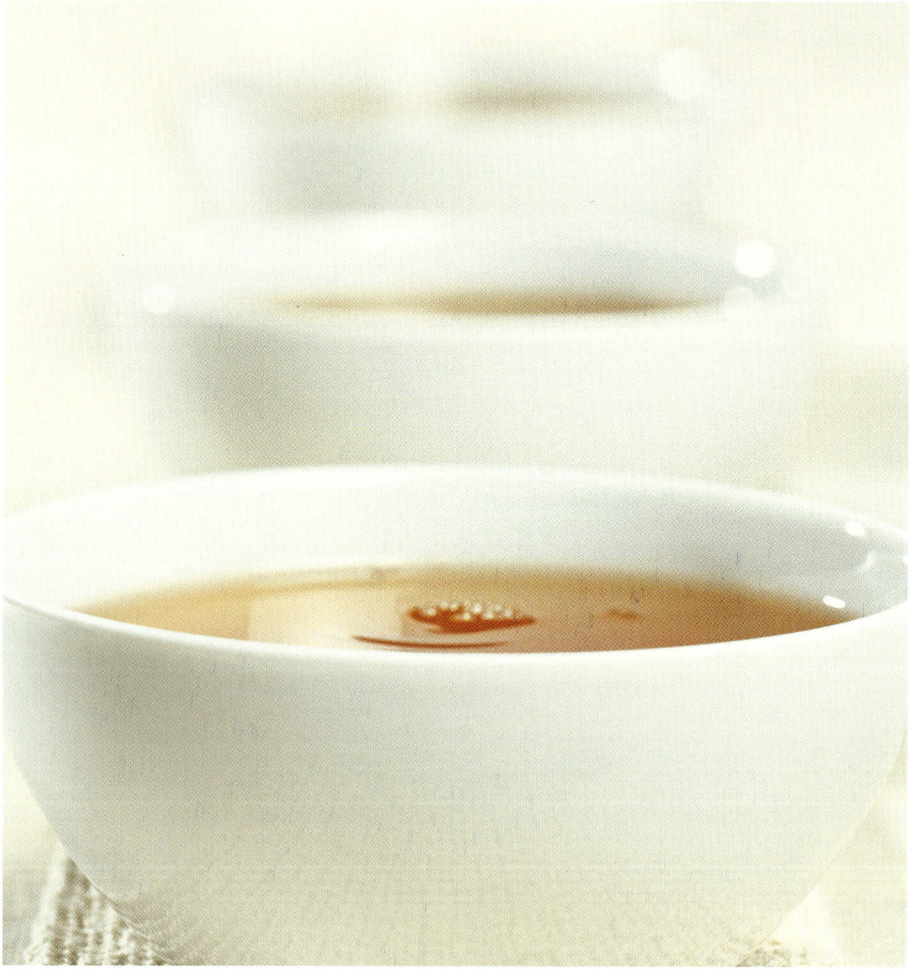

Die Weisheit mit Löffeln fressen – bei Babys und Kleinkindern ist das möglich!

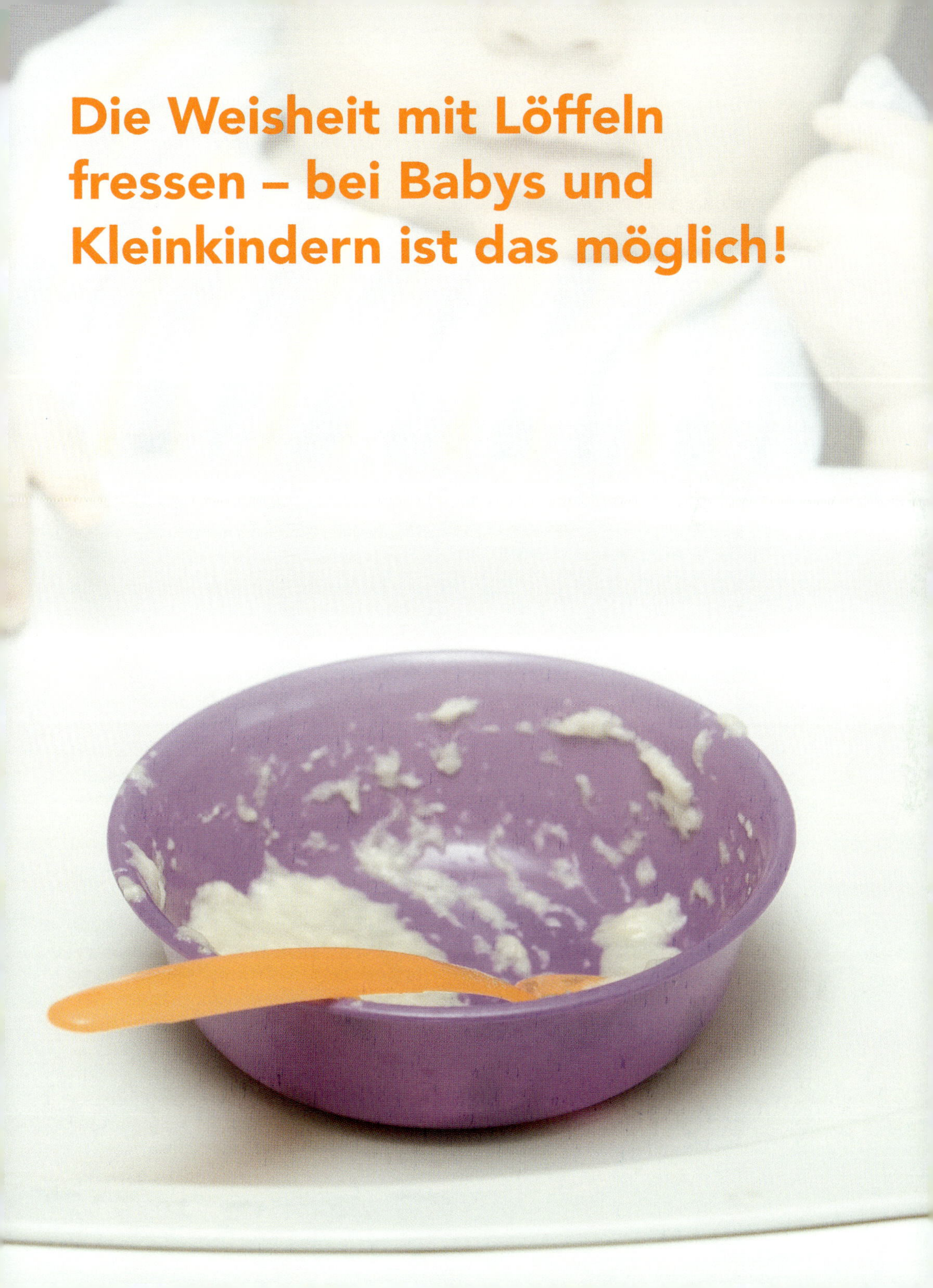

Kohlenhydrate für mehr Konzentration, Milch für die Aufmerksamkeit und Tofu für die Merkfähigkeit – das klingt zwar verlockend, ist aber nur die halbe Miete. Grundsätzlich besteht zwar ein Zusammenhang zwischen Ernährung, Gehirnaktivität und Intelligenz eines Menschen, ob man jedoch die vorhandenen Erkenntnisse nutzen kann, um die Intelligenz eines Kindes zu erhöhen, ist fraglich.

Wissenschaftler vermuten, dass ungefähr 70 Prozent unserer Intelligenz auf das Erbgut der Eltern zurückzuführen sind, die restlichen Faktoren sind unbekannt. Neuesten Erkenntnissen zufolge spielt auch die Ernährung eine große Rolle. So soll ein guter Ernährungsstatus der Mutter während der Schwangerschaft die Intelligenz eines Kindes steigern können. Man sagt, dass auch die gute Versorgung in der westlichen Gesellschaft dazu führt, dass Kinder hier immer klüger werden.

Zwar kann die angeborene Intelligenz eines Menschen durch Ernährung nicht verbessert werden. Ernährt man sich während der Schwangerschaft jedoch falsch, so wirkt sich das auch auf den neuen Erdenbürger aus. Er kann die gegebenen Voraussetzungen nicht voll ausschöpfen. Das gilt auch für den Säugling und die Ernährung des Kleinkindes.

Während der Schwangerschaft sollten Mütter auf eine ausreichende Versorgung mit langkettigen, mehrfach ungesättigten Fettsäuren achten, um die Sehfähigkeit und geistige Entwicklung des Kindes nicht nachteilig zu beeinflussen. Ist die Mutter damit gut versorgt, erhält auch der Fötus genug davon. Besonders wichtig für die Entwicklung des Gehirns sind die mehrfach ungesättigten Omega-3-Fettsäuren Eicosapentaensäure (EPA) und Docosahexaensäure (DHA), die man insbesondere in Kaltwasserfischen findet. Sie sind die Schlüsselsubstanz für die Heranbildung des menschlichen Gehirns und des modernen Menschen. DHA wird auch als „Gehirnfettsäure" bezeichnet. Am besten isst man zweimal pro Woche Omega-3-haltigen Fisch (z. B. Hering, Makrele, Lachs, Heilbutt, Sardinen).

Tipp

Das Gehirn eines Menschen wächst in der zweiten Hälfte der Schwangerschaft und in den ersten beiden Lebensjahren am stärksten. Leidet das Kind in dieser Zeit an einem Vitamin- oder Mineralstoffmangel, kann dies die Gehirnentwicklung und die geistige Leistungsfähigkeit unter Umständen langfristig beeinträchtigen.

Auch ein Jodmangel der Mutter während der Schwangerschaft kann beim Kind zu Leistungsschwäche führen. Dies kann bis zum Schulalter nicht mehr aufgeholt werden. Jod sollte daher während der Schwangerschaft und Stillzeit in Form von Tabletten ergänzt werden.

Die Eisenversorgung der Mutter und auch des Säuglings ist wichtig, damit das Kind keine psychomotorischen Entwicklungsstörungen bekommt. Bei Säuglingen empfiehlt man deshalb, über den Babybrei ab dem fünften bis siebten Monat Fleisch zuzuführen. Grundsätzlich gilt, dass eine gesunde Ernährung der Mutter und des Kindes mit reichlich pflanzlicher Nahrung, viel Flüssigkeit, mäßig tierischen und sparsam fettreichen Lebensmitteln für die optimale geistige Leistungsfähigkeit des Kindes sorgt.

„Nervennahrung" bzw. „Brainfood" – funktioniert das wirklich?

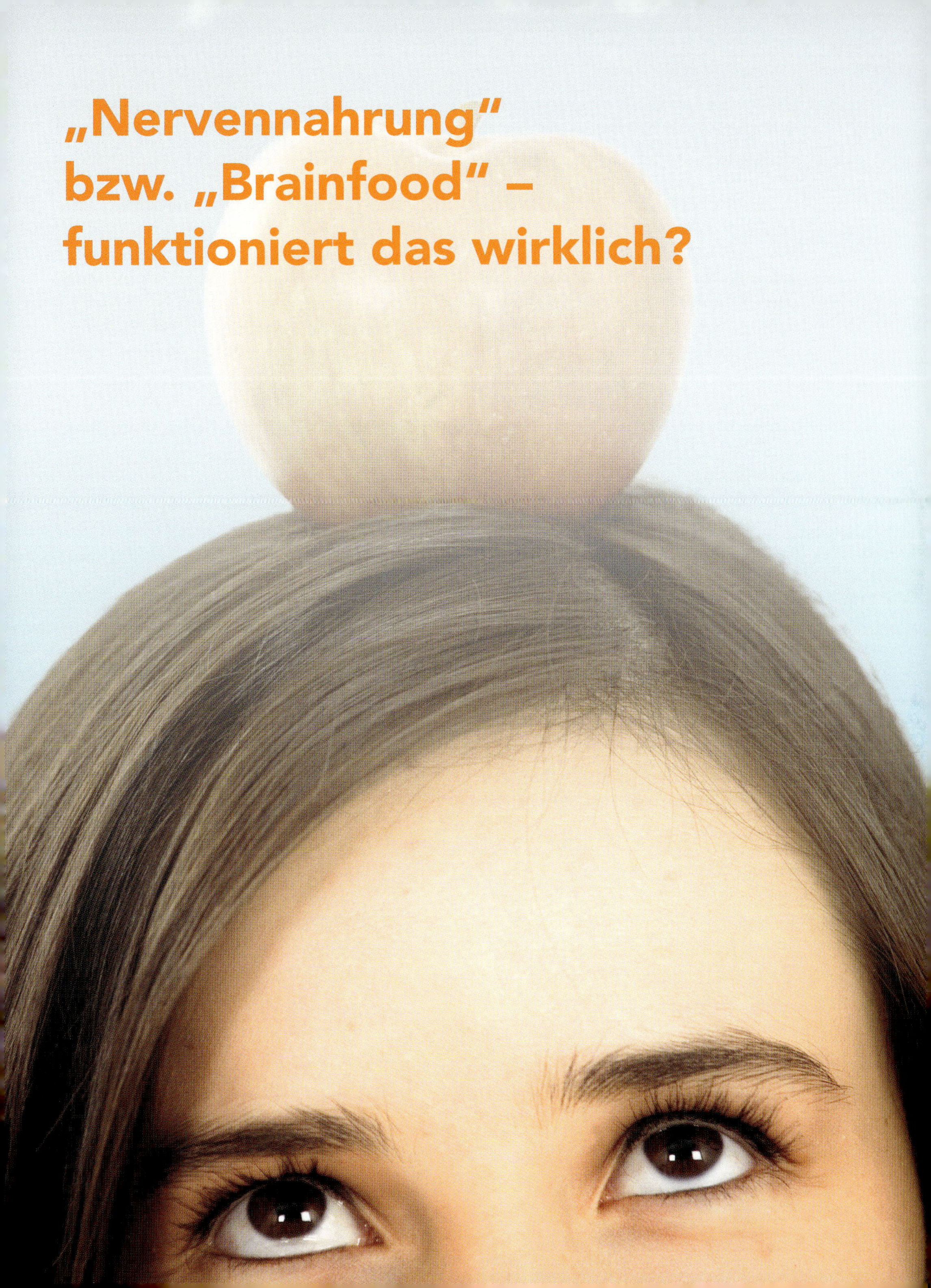

Einige Nahrungsmittel sind dafür bekannt, dass sie besonders gut für unser Gehirn und unsere Nerven sind. Folgende gehören dazu:

An apple a day ...

Ein Apfel am Tag hilft zwar nicht alleine, um den Arzt für immer fernzuhalten, aber er enthält zwar wenig, aber dennoch etwas Vitamin C, den wertvollen Ballaststoff Pektin und sekundäre Pflanzenstoffe. Da sich letztere vor allem in der Schale finden, sollten die Biovarianten bevorzugt werden, dann kann man unbeschwert zugreifen. Er ist ein idealer Pausensnack und sorgt für eine lange Sättigung.

Aber nicht nur die Früchte sind interessant, denn auch Apfelsaft ist gut für „Kopfarbeiter", er wirkt entspannend und beruhigend. Ebenso übt Apfeltee eine nervenberuhigende Wirkung aus.

Überlegtes Entscheiden und Denken mit der Banane

Professor Hademar Bankhofer schreibt der Banane einen positiven Effekt auf viele Botenstoffe im Gehirn zu. Die in ihr enthaltenen B-Vitamine, Kalium, Phosphor und Magnesium wirken beruhigend und schaffen die Basis für ein überlegtes Entscheiden sowie Denken. Im Vergleich zu anderem Obst liefert die Banane sehr viele Kohlenhydrate und zwar diejenigen, die langsam vom Körper aufgenommen werden, lange sättigen und den Blutzuckerspiegel konstant halten. Dies verhindert Heißhunger und Leistungsabfall.

Bierhefe und andere Hefeformen

Bier- oder Trockenhefe sind eine Quelle diverser B-Vitamine und Mineralstoffe sowie Lecithine bzw. Cholin. Aufgrund der hohen Konzentration wertvoller Nährstoffe gehört Hefe auf alle Fälle zum Brainfood. Sie erhalten sie im Reformhaus, in den meisten Bioläden und oft im Supermarkt.

Brokkoli hilft bei schnellem und konzentriertem Lernen

Für das schnelle, konzentrierte Lernen ist Brokkoli gut. Die enthaltenen sekundären Pflanzenstoffe (genannt Glucosinolate und Carotinoide) helfen gemeinsam mit dem ebenfalls vorkommenden Eisen und Kalzium. Die antioxidativen Wirkstoffe schützen vor den gesundheitsschädigenden freien Radikalen und gelten als krebsvorbeugend.

Eier wirken nervenstärkend und sättigend

Eier sind eiweißreich, enthalten wertvolles Lecithin, einige Vitamine und Carotinoide. Aufgrund des relativ hohen Cholesteringehalts sollte man jedoch nicht übertreiben. Maximal drei bis vier davon pro Woche und Person sind genug.

Erdbeeren – ein kalorienarmer Brainsnack während ihrer Saison

Erdbeeren enthalten mehr Vitamin C als Orangen und Zitronen. Außerdem findet man sekundäre Pflanzenstoffe und Kalium in ihnen. Sie sind erfrischend und belebend.

Fleisch von glücklichen Tieren ist gut für die Nerven

Fleisch – am besten von Tieren, die artgerecht gehalten werden – ist eiweißreich und enthält genau die Eiweißbausteine, die der Körper benötigt. Nur noch Soja enthält eine ähnlich gute Zusammenset-

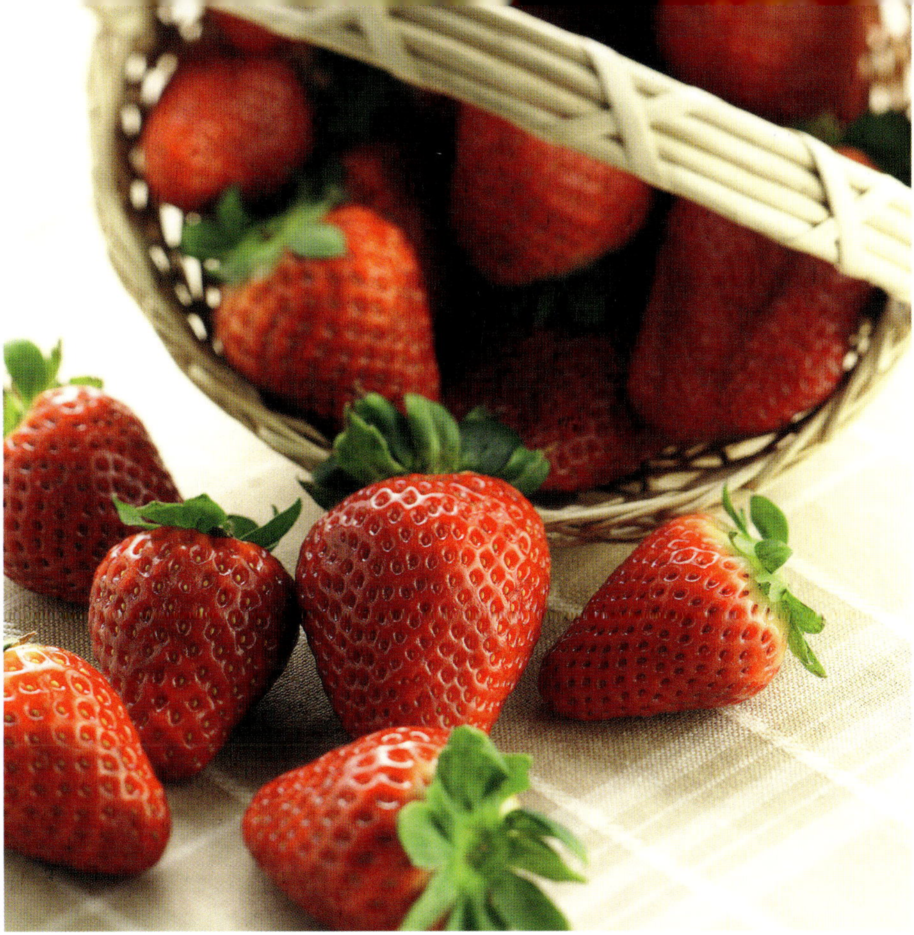

zung. Auch das Eisen daraus kann optimal verwertet werden, und das enthaltene Zink ist gut für unsere Nerven. Fleisch enthält anregendes Tyrosin sowie Phenylalanin und hält wach. Die kalorienarmen Sorten (Steak etc.) sowie eine ebensolche Zubereitung sind nicht nur für die Nerven besser.

Grüner Tee hält wach

Die antioxidativ wirksamen Flavonoide im grünen Tee schützen das Gehirn vor dem Alt- und Krankwerden. Außerdem hält grüner Tee wach, ohne aufzuputschen.

Hafer hilft unseren Nerven bei Stresssituationen

In Haferflocken findet man viel Tyrosin. Aber das ist noch nicht alles: man hat in Hafer Enzyme gefunden, die aus Tyrosin direkt das Dopamin bilden. Darüber kann Hafer möglicherweise die geistig-nervliche und körperliche Leistungsfähigkeit günstig beeinflussen. Dies lässt uns entspannter auf Stressreize reagieren.

Außerdem enthält Hafer einfach und mehrfach ungesättigte Fettsäuren, Ballaststoffe, Kohlenhydrate, B-Vitamine und Zink. Er ist ein ideales Getreide für unser Gehirn, ein Langzeitenergiespender sozusagen. Hafer erhöht die Konzentrationsfähigkeit und wirkt anregend. Haferflocken sollen auch einen nervösen Magen beruhigen können.

Holunder bei Nervenentzündungen und -schmerzen

Durch den hohen Vitamin-B-Gehalt der Holunderbeeren verwendet man ihren Saft mit Erfolg bei Nervenentzündungen. Der Holundersaft wirkt direkt auf die Nervensubstanz (Vorsicht: Holunderbeeren nicht roh genießen!). Gegen Nervenschmerzen soll ein Holunderblütentee unter Zusatz von Holundermus und Honig oder Kandiszucker helfen.

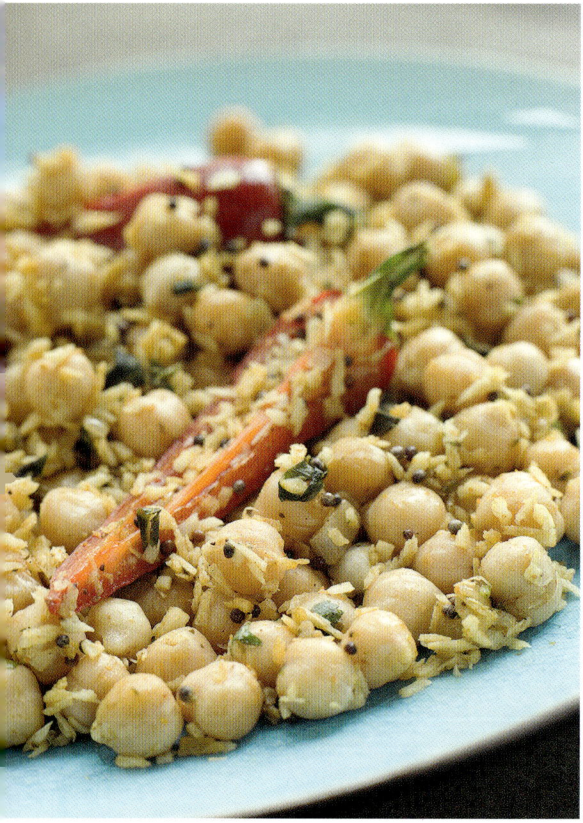

Hülsenfrüchte helfen bei Stress

Zu den Hülsenfrüchten gehören unter anderem Erbsen, Bohnen (auch Sojabohnen) und Linsen. Sie sind reich an biologisch hochwertigem Pflanzeneiweiß, Ballaststoffen und sekundären Pflanzenstoffen. Nervliche Belastbarkeit, geistige Leistungsfähigkeit und Stimmung werden durch die hochwertigen Inhaltsstoffe positiv beeinflusst.

Schokolade gilt als Seelentröster

Der Kakao in der Schokolade enthält reichlich sekundäre Pflanzenstoffe, Magnesium, Eiweiß. Dadurch wird die geistige Leistungsfähigkeit gefördert. Leider ist auch Fett im Kakao enthalten, daher kann man ihn nicht unbegrenzt genießen. Der Kakaoanteil sollte bei der Schokolade möglichst hoch sein.

Kaltwasserfische „schmieren" das Gehirn

Nicht nur, dass diese Fische reichlich Eiweiß liefern, sie enthalten auch viele Omega-3-Fettsäuren, Jod, Vitamin D und manche B-Vitamine. Hier handelt es sich um wertvolle, konzentrationsfördernde Gehirnnahrung, die die Blutgefäße schützt. Am besten sollte man sie mindestens zweimal pro Woche genießen.

Keimlinge sind ideales Brainfood

Gekeimtes Getreide wie Weizen oder Roggen enthält reichlich Nährstoffe wie B-Vitamine und wertvolle Mineralstoffe in gut verwertbarer Form. Besonders Weizenkeimlinge gehören zum Brainfood. Es gibt sie fertig in einigen Bioläden und Reformhäusern. Sie sind aber auch leicht selbst zu ziehen.

Kohlgemüse ist reich an sekundären Pflanzenstoffen

Weißer und auch anderer Kohl enthält wertvolles Vitamin C, das durch Erhitzen erst aus seiner Vorstufe gebildet wird. Er enthält reichlich Ballaststoffe und jede Menge sekundärer Pflanzenstoffe. Insbesondere Grünkohl ist sehr gesund und gilt auch als krebs- und herzinfarktvorbeugend.

Kürbiskerne gegen Konzentrationsschwäche

Wenn unser Nervensystem durch beruflichen oder privaten Stress, durch viel Lernen und Konzentrieren etc. stark beansprucht wird, braucht es besonders viele Mineralien, Vitamine und Spurenelemente. Kürbiskerne enthalten diese wertvollen Substanzen und auch wichtige B-Vitamine in relativ hoher Konzentration. Darum soll das Kauen einiger Kürbiskerne bei Stress und Konzentrationsschwierigkeiten helfen.

Nudeln und Reis fördern gute Laune

Die Vollkornversion von Nudeln und Reis enthält wertvolle komplexe Kohlenhydrate und Ballaststoffe. Vollkornnudeln und -reis wirken stimmungsaufhellend und sind gut fürs Abendessen, da die Kohlenhydrate auch müde machen.

Nüsse erhöhen die Konzentration und Lernfähigkeit

Nüsse tragen dazu bei, dass man bis ins hohe Alter geistig jung bleibt, da sie reich an wertvollen, mehrfach ungesättigten Fettsäuren, Vitamin E, das die Zellen schützt, an B-Vitaminen, Lecithin und wichtigen Mineralstoffen (Magnesium, Kalium und Zink) sind. Damit erhöhen sie die Konzentrations- und Lernfähigkeit, stärken Gedächtnis und Nervenfunktio-

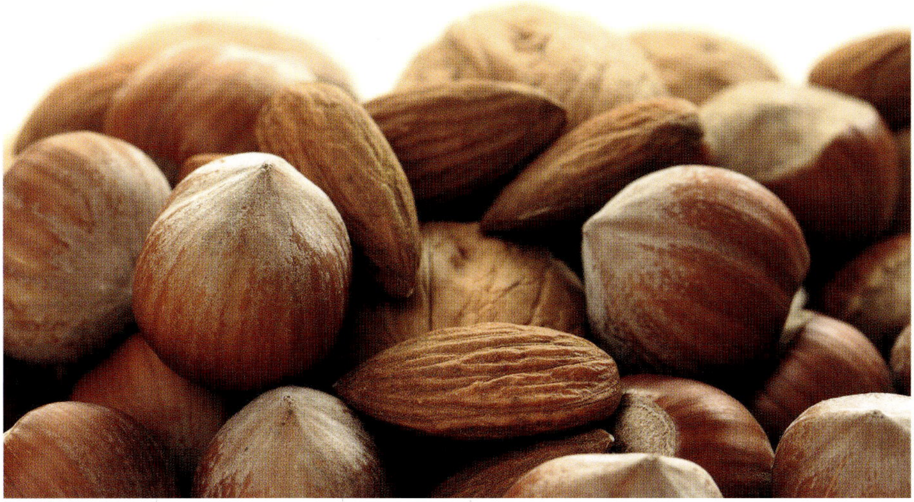

nen. Nicht umsonst sind sie Hauptbestandteil des „Studentenfutters". Leider sind sie sehr kalorienreich. Deshalb sollten sie nicht allzu oft und nur in kleineren Mengen genossen werden. Als Snacks sind sie dennoch besser geeignet als fette Chips oder ähnliches Knabbergebäck.

Paprika regt das Denken an

Laut Professor Hademar Bankhofer regen die Carotinoide in Paprika das Denken an. Nach seiner Ansicht genügt es schon, wenn man eine Paprika in Streifen schneidet und den Saft mit der Zunge an der Schnittstelle ableckt. Außerdem ist das Gemüse reich an Vitamin C, enthält Kalium und sekundäre Pflanzenstoffe.

Pollen verbessern die Hirndurchblutung und die geistige Leistungsfähigkeit

Pollen sind im Grunde die männlichen Keimzellen der Blütenpflanzen. Sie enthalten reichlich Eiweißbausteine wie Tryptophan und Phenylalanin.

Schwarze Johannisbeeren – gut für die Konzentrationsfähigkeit

Die schwarze Johannisbeere gilt als eine unserer wertvollsten Obstsorten, denn sie enthält nicht nur reichlich Vitamin C, sondern auch zahlreiche Mineralstoffe. Dabei hat gerade ihr Mangan für die Konzentrationsfähigkeit Bedeutung. Laut Verbraucherzentrale ist die aktivierende Wir-

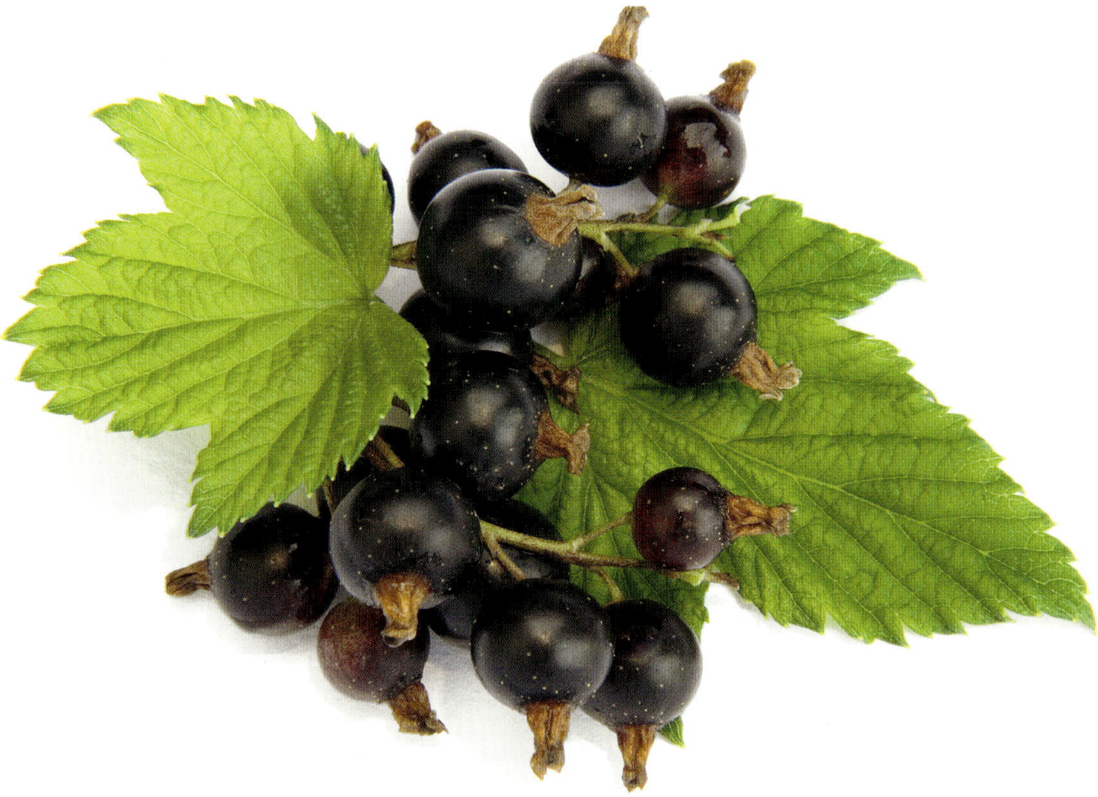

kung von Johannisbeeren im Körper bereits nach 90 Minuten messbar.

Soja ist generell gut fürs Gehirn

Die Bohne gehört zu den Hülsenfrüchten, ist eiweißreich, enthält wertvolle Fettsäuren, Vitamin E, Ballaststoffe und sekundäre Pflanzenstoffe, und mit ihren speziellen Eiweißbausteinen ist sie ein idealer Lieferant für verschiedene Neurotransmitter. Auch Lecithin und Cholin finden sich reichlich.

Tipp

Hiermit unterstützen Sie Ihre grauen Zellen:

- Die Banane gehört zur Nervennahrung, eine sollte täglich auf dem Speiseplan stehen.
- Brokkoli ist ein ideales Gemüse – nicht nur aufgrund der krebsvorbeugenden Wirkung.
- Für eine gute Lecithinzufuhr sind Eier, Soja- und Milchprodukte gut.
- Um ausreichend Omega-3-Fettsäuren zuzuführen, sollte man zweimal in der Woche Seefisch wie Lachs, Makrele oder Hering essen.
- Walnüsse liefern dem Gehirn wertvolle Fette und Spurenelemente.
- Frischer Salat ist gesund. Grüne Blätter liefern Chlorophyll, damit die Sauerstoffversorgung des Gehirns gut funktioniert. Enthält er noch frisch geschnittene Paprika, regt er außerdem das Denken an.
- Weizenkeime sollte man über jeden Salat, jede Nachspeise etc. streuen, denn sie sind reich an wertvollen Fettsäuren, an Vitamin E, Magnesium, Kalium und B-Vitaminen. Das steigert die Konzentration.
- Gerade für Senioren ist es sehr wichtig – nicht nur für ein aktives, gesundes Gehirn – regelmäßig viel zu trinken. Wer zu wenig Flüssigkeit zuführt, kann nicht mehr klar denken, kann depressiv oder aggressiv werden. Vor allem bei älteren Menschen lässt das Durstgefühl nach. Hat man Durst, zeigt der Körper damit, dass ihm bereits Flüssigkeit fehlt. Besonders geeignet sind kalorienarme oder -freie Getränke wie Früchtetee, Mineralwasser oder Ähnliches.
- Ein fortgesetzter Mangel an Vitamin B_{12} führt zu Nervendegeneration und möglicherweise sogar zu leichten Depressionen. Das bedeutet: Insbesondere, wenn man im Laufe des Lebens mit dem Magen Probleme hatte, wäre es gut zu wissen, ob man ausreichend mit dem Vitamin versorgt ist. Der Arzt kann dies feststellen.

Spargel beruhigt die Nerven

Der Vitamin-B-Komplex des Spargels unterstützt das Nervensystem und hilft gegen Müdigkeit und Konzentrationsstörungen. Außerdem bringt er den Stoffwechsel in Schwung. Für alle, die das Wurzelgemüse vertragen, ist es ein optimales Brainfood. Vorsichtig sein muss man allerdings bei erhöhten Harnsäurewerten oder einer Nierenerkrankung.

Tomaten erfrischen und regen an

Die roten Leckerbissen enthalten reichlich sekundäre Pflanzenstoffe, zum Beispiel das Carotinoid Lykopin, außerdem Vitamin C und Kalium. Sie wirken im Körper als starkes Antioxidans und schützen die Zellen.

Walnüsse liefern wertvolle Fette und Spurenelemente

Walnüsse sind als gute Nervennahrung bekannt. Ihre hohen natürlichen Mangan-, Lecithin- und Vitamingehalte sowie ihr optimales Verhältnis von Omega-6- zu Omega-3-Fettsäuren beweisen ihre Eignung. Der Gesamtnährwert der Walnuss übertrifft sogar den Nährwert des Rindfleisches. Zusätzlich liefern Walnüsse hochwertiges Eiweiß. Vier bis fünf Walnüsse täglich werden empfohlen und lassen sich leicht im Alltag umsetzen, zum Beispiel als Zutat im Müsli oder Salat.

Weizenkeime sind besonders wertvoll

Weizenkeime – also nur der kleine Teil des Weizenkorns – sind reich an wertvollen Fettsäuren, sekundären Pflanzenstoffen, Vitamin E, Magnesium, Kalium, Eisen, Zink und B-Vitaminen. Mit diesen wertvollen Inhaltsstoffen können sie die Konzentration verbessern.

Brainfood im Tagesablauf

Was müssen wir also essen, damit unser Geist den ganzen Tag über fit bleibt? Damit unsere „Festplatte“ im Kopf nicht abstürzt, sondern mit Hochgeschwindigkeit powern kann und bis ins hohe Alter leistungsfähig bleibt? Die Lösung ist nicht kompliziert. Damit Sie all die vorher vorgestellten Nährstoffe bekommen, genügt eine einfache, abwechslungsreiche Vollwerternährung: reichlich frisches Obst und Gemüse, Vollkornprodukte, fettarme Milchprodukte, wenig mageres Fleisch (zwei- bis dreimal pro Woche), Meeresfisch und viel Flüssigkeit. Dies ist die bes-

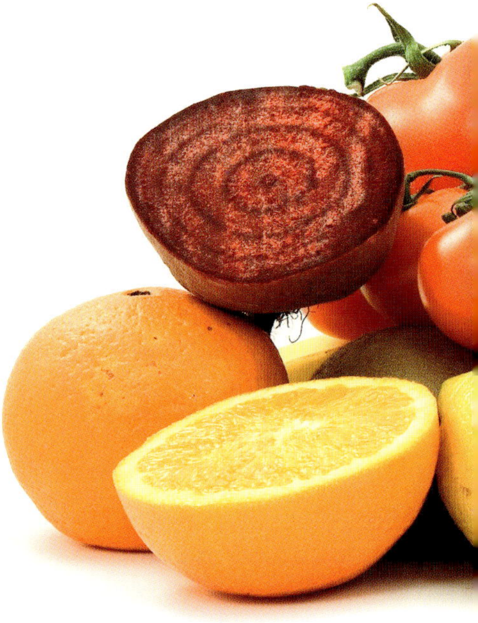

te Grundlage. Auf diese Weise erhält Ihr Körper Eiweiß, Fett, komplexe Kohlenhydrate, Vitamine, Mineralstoffe, Spurenelemente und sekundäre Pflanzenstoffe in wertvoller Form und in einem günstigen Verhältnis.

Wichtig ist auch das Richtige zur entsprechenden Tageszeit zu essen. Morgens nur eine Tasse mit schwarzem Kaffee unterstützt Ihre Denkzentrale nicht wirklich. Folgt mittags dann noch ein Burger im Schnellrestaurant, braucht man sich über mangelndes geistiges Durchhaltevermögen nicht zu wundern. Fünf über den Tag verteilte kleinere, vollwertige Mahlzeiten sind für die nötigen

Je höher die nervliche Belastung ist, desto mehr Nährstoffe benötigt das Gehirn, um volle Leistung zu bringen. In der Nacht werden die Kohlenhydratspeicher (Glykogen) der Leber angezapft, um die Körpertemperatur aufrechtzuerhalten, die Organe und das Gehirn zu versorgen.

Dabei können bis zu zwei Drittel des Energievorrates verbraucht werden, obwohl man dafür nicht mehr essen muss.

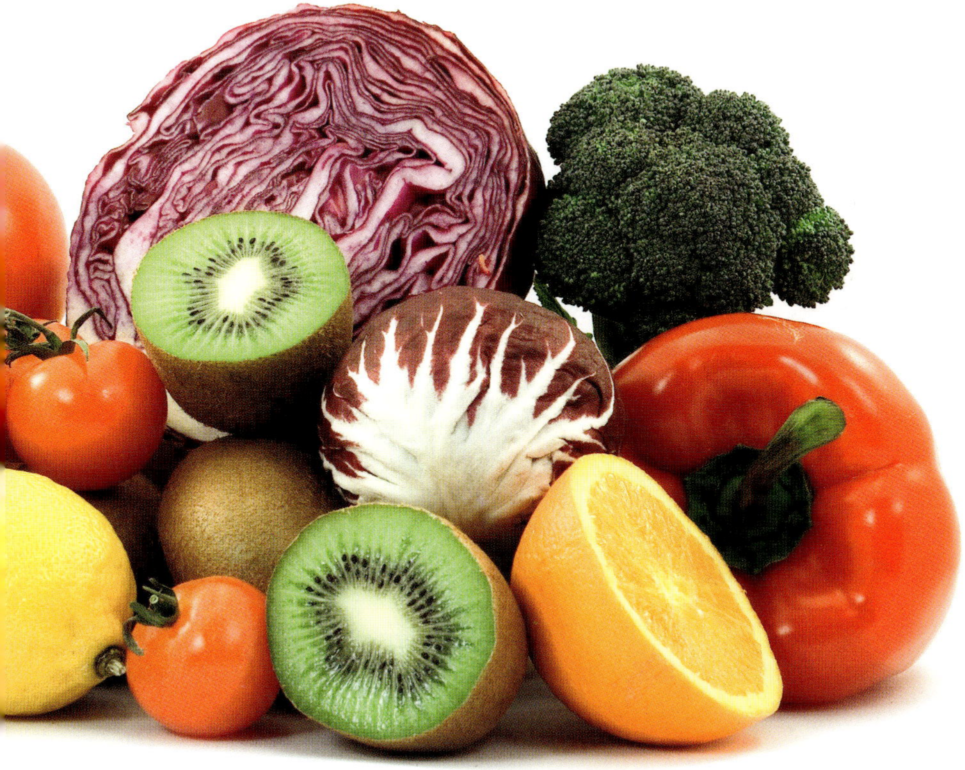

Geistesblitze viel besser. Im Tagesverlauf sieht „Brainfood“ dann entsprechend so aus:

Frühstück

Am Morgen sind vor allem die Kohlenhydratreserven des Gehirns erschöpft. Die erste Mahlzeit sollte die „Batterie“ wieder auffüllen. Am besten klappt das mit Lebensmitteln, die viele komplexe Kohlenhydrate enthalten, den Organismus gleichzeitig mit Vitaminen und Mineralstoffen versorgen, aber nur wenig Fett liefern.

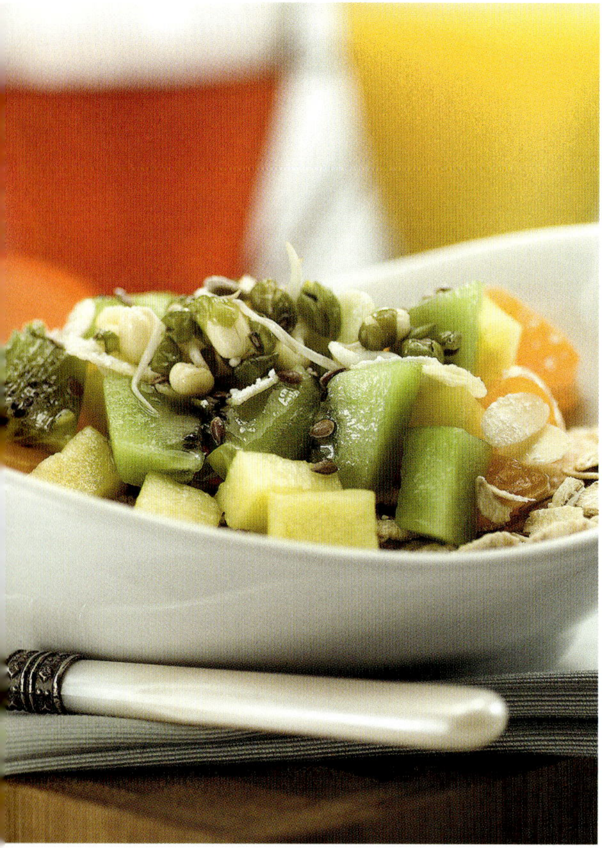

Tipp

Eine Kohlenhydrat-Eiweiß-Mischung ist zum Frühstück ideal. Sogar das Kurzzeitgedächtnis funktioniert nach einem derartigen Frühstück besser als vorher, weil das Gehirn wieder ausreichend „Brennstoff“ zur Verfügung hat.

Ein optimales Frühstück beginnt am besten mit einem Müsli aus Getreide (idealerweise Hafer), Obst und Magermilch oder Magerjoghurt. Auch Vollkornbrot mit fettarmem Käse, Quark oder magerem Schinken, dazu frisches Obst ist gut für die geistige Leistungsfähigkeit am Vormittag. Milchprodukte liefern gleichzeitig Kalzium, frisches Obst wertvolle Vitamine. Die komplexen Kohlenhydrate – verpackt in ballaststoffreichen Lebensmitteln (Vollkornprodukte, Obst) – lassen den Blutzuckerspiegel nur langsam nach oben klettern und versorgen so das Gehirn über Stunden hinweg gleichmäßig mit Traubenzucker (Glukose).

Zucker, Honig, Marmelade oder Nuss-Nugat-Creme liefern zwar einen schnellen Energieschub. Jedoch sinkt der Blutzucker und damit die geistige Fitness schon nach kurzer Zeit wieder ab.

Grüner Tee als Getränk ist ein besonders wertvoller Fitmacher, da er reich an sekundären Pflanzenstoffen ist, die die Gehirnzellen schützen.

Den restlichen Tag kommt es darauf an, dass der Blutzuckerspiegel konstant bleibt, um die Gehirn- und Nervenzellen „bei Laune zu halten“. Damit pendelt sich der Blutzucker dauerhaft im Normalbereich ein. Wichtig ist dabei, regelmäßig zu essen und nicht zu warten, bis sich ein kleiner Hunger zu einem Heißhunger ausgewachsen hat.

Zweites Frühstück oder der Morgensnack

Ein zweites Frühstück am Vormittag (dasselbe gilt für einen Nachmittagssnack) kann das Leistungshoch verstärken und helfen, bis zum Mittag fit zu bleiben. Wer große Pausen zwischen den Mahlzeiten macht, wird nervös, unkonzentriert und gereizt. Frühstückt man morgens kräftig, so ist es am besten, vormittags einen fettarmen Joghurt oder Quarkprodukte bzw. Hüttenkäse zu löffeln und frisches Obst, beispielsweise einen Apfel oder eine Banane, zu essen. Ideales Brainfood sind Vollkornsandwiches mit Eiweiß (fettarmer Käse, magere Wurst). Auch Buttermilch oder Trinkmolke mit Früchten sind ideal.

Zucker und/oder Schokoriegel bringen zwar vielleicht verbrauchte Energie zurück, aber leider nur für kurze Zeit. Süßes sollte man nie gegen Hunger essen. Es macht weder satt noch fit. Auch hier und generell für Snacks sind Kohlenhydrat-/Eiweißkombinationen von Vorteil.

Geistige Fitmachersnacks, die zum Teil auch im Rahmen von Seminaren etc. angeboten werden und obendrein gut schmecken, sind Buttermilchdrinks mit frischen Früchten, Pumpernickeltaler mit Kräuterquark, Obstsalat mit Joghurt und verschiedene frische Säfte.

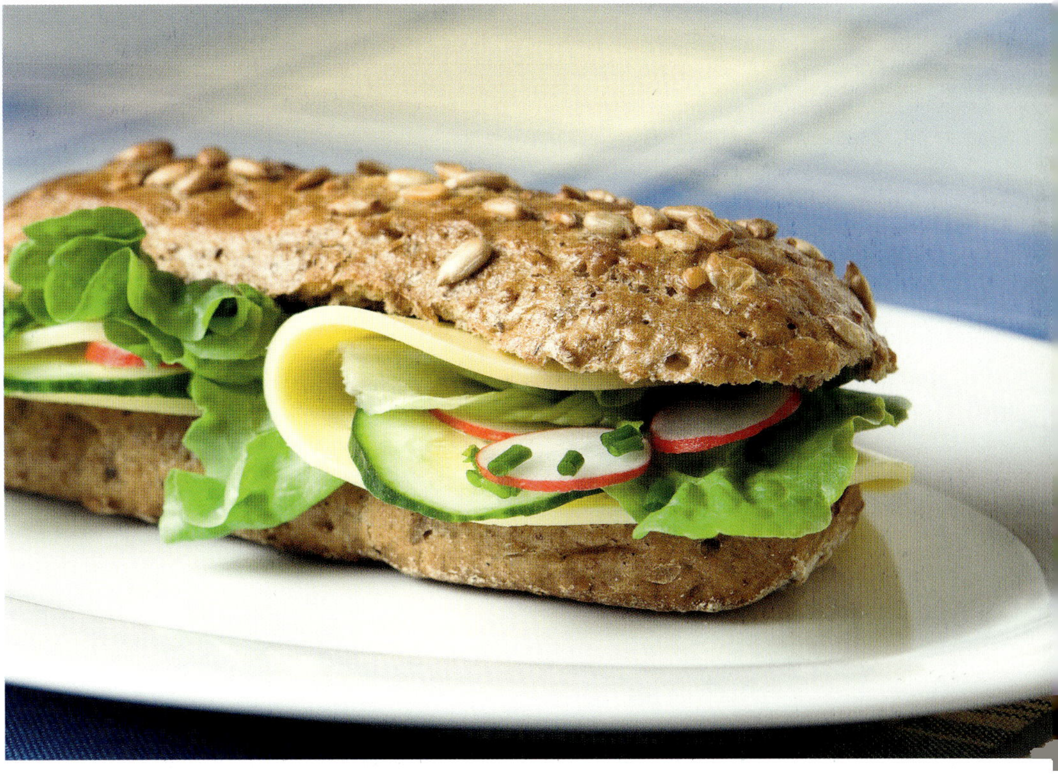

Mittagessen

Das Mittagessen sollte das Gehirn für den weiteren Tag fit machen. Der natürliche Biorhythmus lässt viele Zeitgenossen am frühen Nachmittag in ein Leistungstief fallen. Dies kann man durch entsprechendes Brainfood abmildern.

Optimal sind mittags leichte Speisen, zum Beispiel mageres Fleisch (einfach gekocht, gedünstet oder gegrillt), sehr gut sind Geflügel, Fisch, Gemüsegerichte, Rohkostsalate (keine Sahnesalatsoßen, eher Joghurtdressing oder Ähnliches, Vorsicht bei fertigen Salatsoßen: dahinter können sich Mayonnaise- oder Sahnesoßen bzw. viel Salatöl verbergen!), Pellkartoffeln, Nudeln und Reis. Obst oder fettarme Milchprodukte sind als Nachspeise am besten. Auch Desserts aus Tofu kann man im Bioladen oder über das Internet beziehen.

Fettes Essen schadet dagegen der Gehirnleistung: Fettige Suppen, panierte Schnitzel, Pommes möglichst noch mit Mayo, deftige Braten, Frittiertes, Sahnesoßen oder -desserts sind alles andere, nur kein Brainfood.

Auf alle Fälle sollte man nicht zu viel essen, ansonsten wird man müde. Das liegt daran, dass nach dem Essen die Verdauungsorgane stärker durchblutet werden, das Blut wird zur Bewältigung der Speisenmengen vom Gehirn in den Bauchraum gezogen. Insbesondere zu viele Kohlenhydrate machen schläfrig. Große Portionen belasten außerdem nicht nur die Verdauungsorgane, sie verursachen ein hinderliches Völlegefühl. Die Folge: Leistungsabfall, Konzentrationsschwäche und bleierne Müdigkeit.

Mit den empfohlenen fünf kleinen Mahlzeiten lässt sich das Mittagstief zumindest großenteils vermeiden, man bleibt leistungsfähig und der Magen wird nicht überlastet. Außerdem wird die Durchblutung des Gehirns nicht herabgesetzt.

Selbstversorger bringen das Mittagessen am besten von zu Hause mit. Leichte Salate oder ein Sandwich kann man schon morgens zubereiten und am Arbeitsplatz in den Kühlschrank stellen. Moderne Kantinen bieten heutzutage ein Salatbüfett. Nur in mittelmäßigen Mensen und entsprechenden Einrichtungen ist gesundes Mittagessen eine echte Herausforderung.

Wer mittags ganz auf den Bäcker oder den Imbiss um die Ecke angewiesen ist, sollte zumindest auf Remouladensoßen auf dem belegten Brötchen verzichten und bei Schinken statt Salami, Frischkäse statt Camembert, Brot statt Pommes zugreifen. Beträgt der Fettanteil in der Nahrung mehr als 30 Prozent der Kalorien, können die Kohlenhydratreserven nur eingeschränkt wieder aufgefüllt

Tipp

Vor einer Tätigkeit, die äußerste Wachsamkeit und Konzentration erfordert, sollten Sie eine kleine, eiweißreiche Mahlzeit zu sich nehmen. Ein gutes Beispiel ist ein kleines Fischgericht mit Gemüsebeilage. Aufgrund der geringeren Bindegewebsanteile ist Fisch leichter verdaulich als Fleisch. Meeresfisch ist hier wirklich als „Brainfood" von Natur aus zu bezeichnen: Er enthält alle lebensnotwendigen Aminosäuren, Jod und die mehrfach ungesättigten Omega-3-Fettsäuren.

werden. Dies wirkt sich negativ auf die Leistungsfähigkeit aus.

Ein kleiner Spaziergang nach dem Essen fördert die Verdauung und das Gehirn kann Sauerstoff tanken.

Abendessen

Abends sollte man nicht zu spät essen. Die ideale Essenszeit liegt zwischen 18 Uhr und spätestens 20 Uhr, sodass noch Zeit für einen entspannenden Spaziergang ist. So erholt man sich am besten und kann wieder Kraft schöpfen für den nächsten Tag.

Wer nach dem Abendessen noch arbeiten muss oder will, sollte eine eiweißreiche Nahrung (Steak, Fisch etc.) wählen. Danach wird man eher munter und

Tipp

Wenn Sie nach dem Abendessen nicht mehr geistig arbeiten wollen oder müssen, ist es besser, den Kohlenhydraten den Vorzug zu geben. Damit stellen Sie den biochemischen Stoffwechselbetrieb auf die entspannende und schlaffördernde Serotoninproduktion um. Nudel- und Reisgerichte sind hierbei gut geeignet. Versuchspersonen, die kohlenhydratreich gegessen hatten, waren nach zwei Stunden schläfriger als diejenigen, die eiweißreich gespeist hatten.

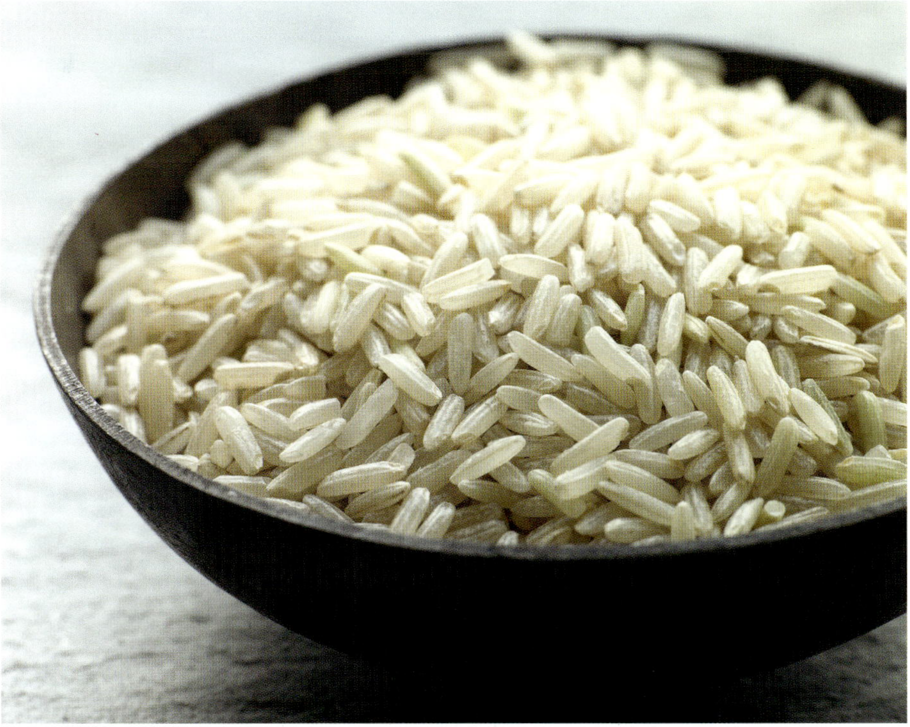

aktiv. Auf alle Fälle sollte die Portion nicht zu groß sein, denn sonst wird die eiweißreiche Mahlzeit zur Belastung, die zunächst träge macht und anschließend vielleicht sogar noch die Schlafqualität verschlechtert.

Brainfood im Restaurant

Sie werden sich denken, dass die Tipps ja sehr gut sind, aber im Restaurant, Schnellimbiss etc. lässt sich das alles nur sehr schwer umsetzen. Stimmt nicht, auch außer Haus ist ein gesundes Essen möglich!

Ein Steak oder gegrillter bzw. gedünsteter Fisch sind eiweißreich, letzterer bringt auch noch die wertvolle „Gehirnschmiere", die Omega-3-Fettsäuren. Beides kombiniert mit einer großen Portion Salat halten das Gehirn wach. Fischgerichte erhält man in der Regel in jedem Restaurant.

Brot und Butter sind nicht ideal für die geistige Fitness. Ein frischer Salat, Gemüsestifte (Staudensellerie, frische Paprika – insbesondere die rote ist voller Vitamin C –, Möhren, Zucchini) mit Kräuterquarkdipp oder Ähnlichem sind hier die bessere Alternative. Salate mit Putenbruststreifen oder Käsewürfeln, ein kleines Filetsteak mit reichhaltiger Gemüseauswahl (nach Möglichkeit gedünstet) oder Lachs mit gedünstetem Spinat klingen gut und helfen dem Gehirn bei der Arbeit.

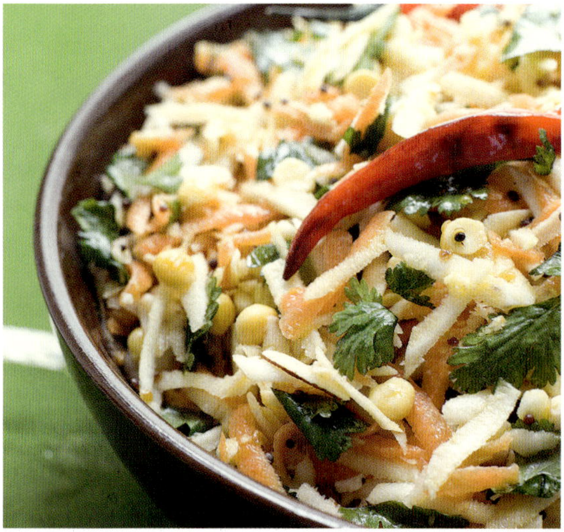

Auch die internationale Küche bietet für die geistige Fitness Gerichte an:

Aus Italien:

- Gemüse-Antipasti und Meeresfrüchte
- Minestrone
- Gegrilltes Kotelett mit Kräutersoße und Mittelmeergemüse (Zucchini, Paprika, Tomaten, Auberginen)
- Saltimbocca (Kalbsschnitzel) mit Salbei, Zitronensoße und Spinatgemüse

Aus Griechenland:

- Griechischer Bauernsalat mit Oliven und Schafskäse
- Fleisch-Gemüse-Spieße mit Joghurtsoße
- Zaziki mit Gemüsestiften (Paprika, Karotten, Zucchini etc.)
- Gebackene Auberginen mit Joghurtsoße
- Ananas mit Zimtjoghurt als Dessert

Aus Frankreich:

- Gegrillter Fisch
- Salat

Aus Asien:

- Gerichte aus dem Wok mit wenig Basmatireis
- Fondue in Brühe (Shabu Shabu)
- Gebackener Tofu
- Gemüse aus dem Bambusdämpfer
- Gedünsteter Fisch mit Gemüse

Diese Gerichte bekommt man in der Regel kalorien- und eiweißarm, wobei Sie am besten den Fisch wählen. Weißbrot, Pommes oder Kroketten sind alles andere als ideal, Pellkartoffeln, Basmatireis oder Vollkornnudeln die wesentlich bessere Alternative.

Brainfood für die Schule und die Ausbildung

Prüfungen und gute Nerven

Vor der Prüfung: Für die Prüfungsvorbereitungen gelten im Großen und Ganzen die Ernährungstipps des Kapitels „Brainfood im Tagesverlauf". Folgendes ist zusätzlich wichtig, um dem Gehirn entsprechende Unterstützung zukommen zu lassen:

Je nach Umfang der Prüfung beginnt man mehr oder weniger zeitig mit den Vorbereitungen.

Handelt es sich um einen größeren Test, sollte man etwa **vier Wochen vorher** (falls nicht schon so durchgeführt) mit einer gesunden Ernährung beginnen. Dann hat der Körper genug Zeit, sich umzustellen, und die Nährstoffe können ihre Wirkung auf Nerven und Gehirn richtig entfalten. Ist man dann an diese Form der Ernährung gewöhnt, will man auch nach der Prüfung nicht mehr damit aufhören.

Es ist natürlich verlockender, sich schnell eine Pizza in den Ofen zu schieben, als mühsam Gemüse zu putzen und zu schnippeln. Aber es gibt auch gesunde Lebensmittel, die nicht aufwendig vorbereitet werden müssen. Dem Fast Food fehlen dagegen meist viele Nährstoffe wie Ballaststoffe, die für eine geregelte Verdauung sorgen, komplexe Kohlenhydrate zum Auffüllen der Energiereserven und Vitamine sowie Mineralstoffe, die die Konzentrationsfähigkeit stärken. Das schnelle Essen, raus aus der Packung – rein in die Mikrowelle, ist oft intensiv bearbeitet und entsprechend mit Zusatzstoffen versetzt. Es belastet Körper und Gehirn.

Ein guter Anfang wäre es schon einmal, Toast gegen Vollkornbrot auszutauschen, zum Käsebrot eine Tomate, eine Karotte oder Gurke aufzuschneiden. Als Snack zwischendurch bieten sich frische Früchte oder ein Glas Buttermilch bzw. eine Handvoll Nüsse an, die „verbrauchte Energie sofort zurückgeben". Ganz wichtig: viel trinken stärkt die Konzentration.

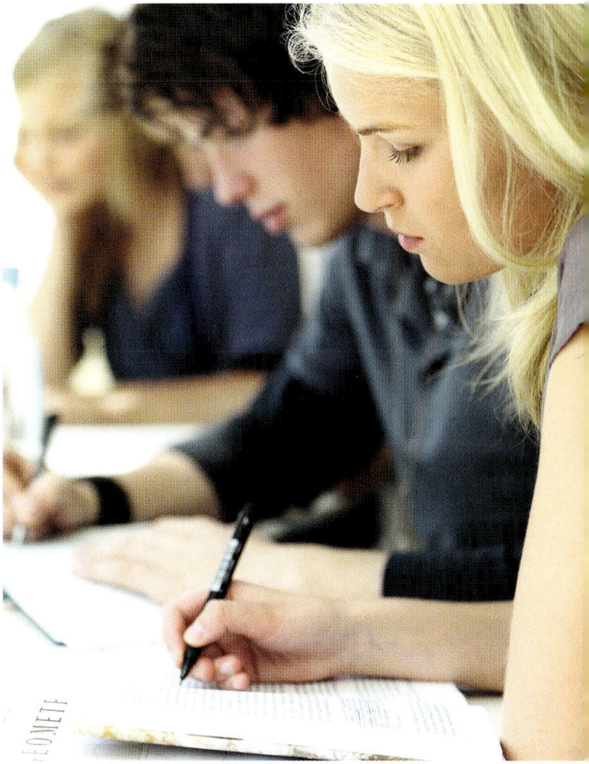

Drei Wochen vor der Prüfung sollte man spätestens damit beginnen, regelmäßig zu frühstücken. Zahlreiche Studien zeigten, dass Kinder, die kein Frühstück hatten, in Tests schlechter abschnitten als diejenigen, die vorher gefrühstückt hatten. Der Grund: Das frühe Essen steigert den Glukosespiegel im Blut, der wiederum die Konzentration des Neurotransmitters Acetylcholin ansteigen lässt. Das Frühstück sollte aus einer Mischung von Kohlenhydraten und Eiweiß bestehen. Diese Bedingung erfüllen Getreideprodukte wie Vollkornbrot mit fettarmem Käse oder Müsli zubereitet mit Magermilchprodukten wie Magerjoghurt. Auch Obst als Vitaminquelle sollte am Frühstückstisch nicht fehlen. Früchte können beispielsweise dem Joghurt bzw. dem Müsli zugefügt werden. Trockenfrüchte (z. B. Aprikosen, Datteln aber auch Ananas oder Mango, um den Appetit anzuregen) und Nüsse (z. B. Walnüsse) sind ideales Brainfood; auch sie kann man dem Müsli beimengen, ebenso Weizenkeime und -keimlinge sowie Trockenhefe.

US-amerikanische Experimente an 60 Schulkindern zeigten: Erhielten die Kinder Haferbrei zum Frühstück, schnitten sie bei den Tests (räumliches Vorstellungsvermögen, Mathematik etc.) besser ab und konnten sich länger konzentrieren als nach einer Mahlzeit mit süßen Frühstücksflocken.

Auch Haferbrei ist reich an Ballaststoffen und liefert über einen längeren Zeitraum mehr Energie als die stark mit Zucker angereicherten (aber bei Kindern leider auch sehr beliebten!) sogenannten Frühstückscerealien.

Zwei Wochen vor der Prüfung sollte man an nötige Pausen denken. Ausdauersport wie Joggen, Radfahren oder Schwimmen tut dem Körper in der Prüfungszeit gut, macht den Kopf frei und

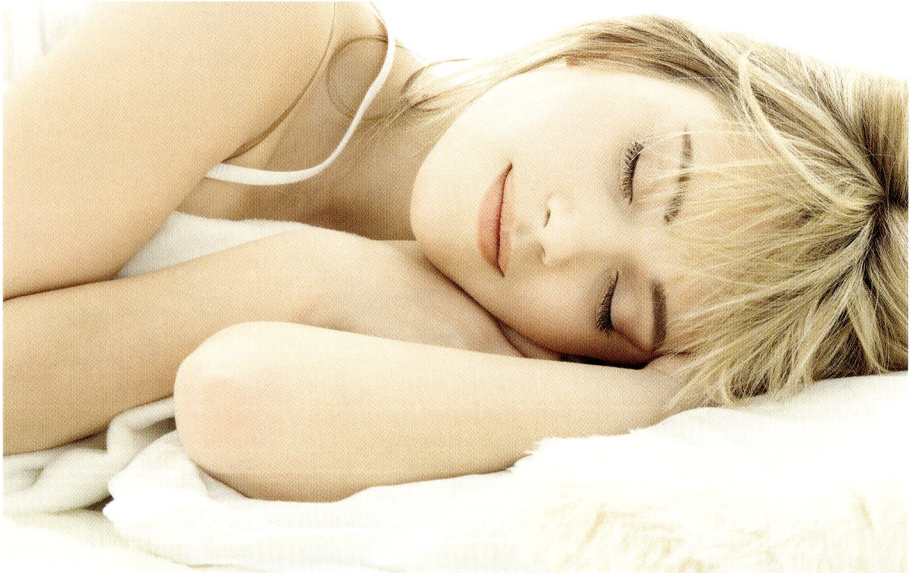

baut Stress ab. Zusätzlich stärkt man auch noch sein Immunsystem – damit man vor der Prüfung nicht noch krank wird.

Eine Woche vor der Prüfung steigt die Spannung – wie soll der ganze Stoff noch in den Kopf rein? Auf Schlaf sollte man nicht verzichten, denn währenddessen verarbeitet das Gehirn das Gelernte und der Körper sammelt Kraft für den nächsten Tag. Sieben bis acht Stunden Schlaf sind optimal, für Kinder entsprechend mehr (s. Kapitel „Nachtruhe und Träume fördern das Gedächtnis"). Auch beim Lernen sind Pausen nötig. Aufstehen und herumlaufen baut Stress ab. Dies hilft auch bei Heißhungerattacken auf etwas Süßes.

Fünf kleine Mahlzeiten täglich sind optimal. Sie belasten nicht und machen nicht so müde wie ein großes Mittag- oder Abendessen. Schokolade kurbelt im Übrigen zwar die Produktion des Glückshormons Serotonin an – aber eine Banane zusammen mit Vanille kann das viel besser.

Einen Tag vor der Prüfung ist es besser, die Bücher zur Seite zu legen, zu entspannen und an die frische Luft zu gehen. Das Gehirn braucht die Möglichkeit, das Gelernte zu verarbeiten. Kontakt zu hysterischen Lerngruppen beruhigt die Situation auch nicht unbedingt. Leichte Gerichte wie Fisch mit Gemüse geben dem Körper genügend Nährstoffe, ohne zu belasten. Hülsenfrüchte stärken die Konzentrationsfähigkeit. Ganz wichtig: an ausreichend Schlaf denken.

Am Tag der Prüfung ist ein entspanntes Frühstück wichtig. Vollkornprodukte sorgen dafür, dass der Blutzuckerspiegel gleichmäßig bleibt. Eiweißreiche Speisen unterstützen die Produktion von Neurotransmittern. Sie machen wach und fördern das analytische Denken. Frische Luft und ausreichend Flüssigkeit helfen besser, die Müdigkeit zu vertreiben als Koffein.

Während der Prüfung füllen Bananen oder Studentenfutter die Energiereserven besser wieder auf als Traubenzucker, der nur kurzfristig den Blutzuckerspiegel in die Höhe schießen lässt. Anschließend sinkt er genauso schnell wieder ab. Die Folge: Müdigkeit und Konzentrationsprobleme. Aus diesem Grund sollte man frühestens 20 Minuten vor Prüfungsende zu Traubenzucker greifen, um sich noch einmal für den Endspurt zu pushen. Dauert die Prüfung

Tipp

Der Name „Studentenfutter" zeigt bereits, dass diese Nahrung eine intelligenzfördernde Wirkung haben soll. Tatsächlich können sich die leicht verdaulichen Kohlenhydrate sowie Mineralstoffe kurzfristig und das enthaltene Eisen sowie Omega-3-Fettsäuren längerfristig günstig auf die geistige und allgemeine Leistungsfähigkeit auswirken. Dies insbesondere, wenn die restliche Nahrung nicht besonders hochwertig und ausgewogen ist. Aufgrund des Fettgehaltes der Nüsse (Cashew-, Erd-, Para-, Wal-, Pecan-, Macadamia-, Haselnüsse bzw. Mandeln) sowie der Ballaststoffe der ungeschwefelten Trockenfrüchte wird der Zucker nur verzögert aufgenommen und hat in dieser Kombination nicht die Nachteile von Süßigkeiten.

länger als eine Stunde, sollten dafür unbedingt ein Getränk und Trockenfrüchte oder Obst vorbereitet sein.

Im Schulalltag: Pause vom Lernen

Einmal abgesehen von Prüfungen, müssen Schüler auch sonst in der Schule „durchhalten". Die Pausen dienen dazu, die Energiereserven aufzufüllen. Vollkornbrot, dünn bestrichen mit Margarine, Magerquark oder Frischkäse, dann belegt mit fettarmen Wurst- und Käsesorten oder Quark bzw. vegetarischem Brotaufstrich, bietet ein gutes Verhältnis zwischen Kohlenhydraten und Eiweiß. Produkte aus Haferflocken und Dinkel sowie Nüssen unterstützen die Nerven.

Trockenfrüchte sind aus bereits genannten Gründen gute Energielieferanten und viel besser geeignet als Süßigkeiten mit Traubenzucker, der nur kurzzeitig Energie für das Gehirn liefert. Studentenfutter ganz allgemein ist gut geeignet.

Nicht vergessen sollte man frisches Obst und Gemüserohkost, am besten als „Fingerfood" mundgerecht geschnitten, zum Beispiel Apfelschnitze, Gurkenscheiben, Karottenschnitze oder Radieschen. Als Abwechslung zum Brot kann man auch ein Milchprodukt wie Joghurt, Quark oder einen Milchdrink mitgeben bzw. mitnehmen.

Mit Vollkornprodukten wird – wie bereits erwähnt – ein konstanterer Blutzuckerwert erreicht. Zusätzlich liefern sie

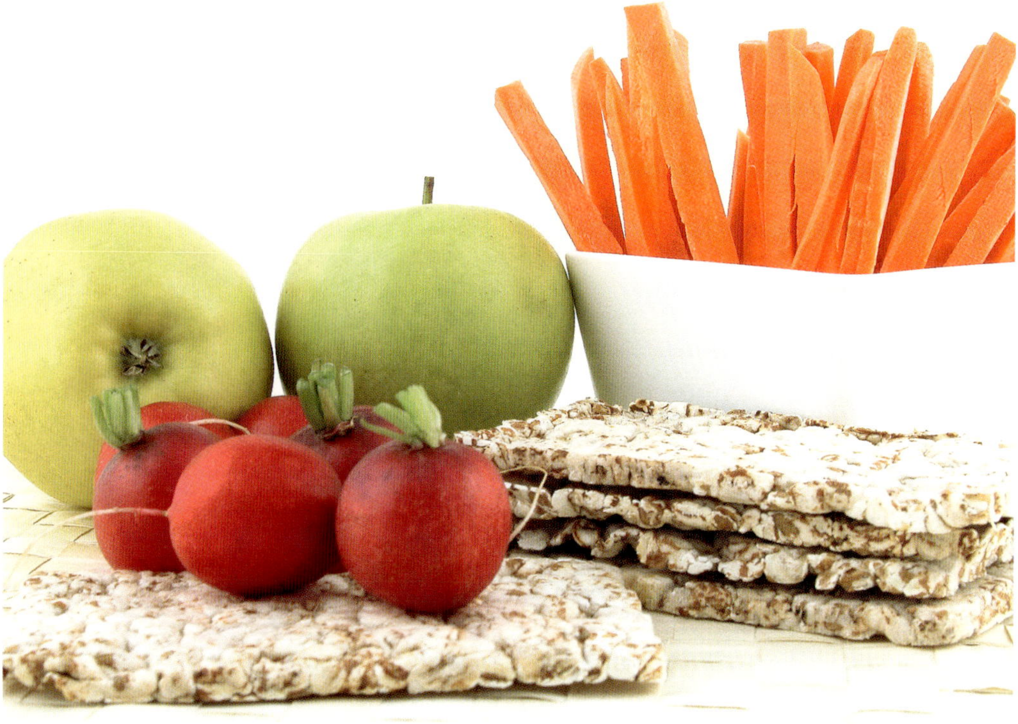

wichtige Vitamine, Mineralstoffe, Ballaststoffe und sekundäre Pflanzenstoffe, die zur Gesunderhaltung beitragen. Auch in Obst und Gemüse findet man diese Gesundheitsförderer. Milch, Käse und andere Milchprodukte liefern unter anderem das für das Wachstum bzw. die Knochen wichtige Kalzium.

Für die Pause ungeeignet sind süße Riegel, Croissants, Plunderteilchen und Co., denn die enthalten zu viele „leere Kalorien", dass heißt: viel Energie in Form von Fett und Zucker, aber wenig Vitamine, Mineral- und Ballaststoffe.

Schulkantine – nicht immer ist gutes Essen garantiert

Zunehmend essen Schulkinder in der Schulkantine. Auch hier sollte das Essen keinem „Fast-Food-Standard" entsprechen, sondern vollwertig sein. Leider ist gesundes Essen dabei immer noch kein Alltag, und es gibt für Schulkantinen keine einheitlichen Ernährungsrichtlinien. Oft genug fehlen ausreichend Obst, Gemüse und Salat. Der Sender Vox führte hier – im Rahmen der Serie „Wissenshunger" – eine interessante Untersuchung durch: Mit Unterstützung des Zentrums für Neurowissenschaften und Lernen der Universität Ulm und dem Bio-Schulcaterer Dr. Harald Hoppe wollte man herauszufinden, ob der Lernerfolg steigt, wenn das Essen gesünder ist. Die Kinder, die an der Untersuchung teilnahmen, besuchten die Fritz-Winter-Gesamtschule in Ahlen. Erfreulicherweise erhielten die Schüler ansonsten ausschließlich 100-prozentige Biomahlzeiten. Für Wissenshunger schlemmten sie jedoch einen Tag lang Fast Food – um dann einen Test zu absolvieren. Diese Untersuchung erstreckte sich über zwei Tage: Am ersten Tag bekamen die 30 Schüler der sechsten Klasse ausschließlich Fast Food am Mittag: Burger, Schnitzel, Pommes. Anschließend absolvierten sie zwei Tests, einen Konzentrations- und einen Gedächtnistest.

Am zweiten Tag erhielten die Kinder ein speziell zusammengestelltes Biomenü – die Zutaten wurden für die Untersuchung gezielt gewählt, um die Schüler geistig fitter zu machen. Im Anschluss an dieses Brainfood absolvierten sie den gleichen Test wie am Vortag – natürlich mit abgewandelten Aufgabenstellungen. Anschließend wurden die Ergebnisse der beiden Testtage verglichen.

Das Resultat: Fast Food ist nicht nur ungesund für die Kinder – es wirkt sich auch negativ auf ihre geistigen Fähigkeiten aus. Tatsächlich waren die Schüler am zweiten Tag mit Brainfood im Vergleich zum ersten Tag deutlich konzentrierter. Die Fehlerquote war kaum mehr als ein Drittel des Wertes vom „Fast-Food-Tag". Auch die Gedächtnisleistung nahm am „Brainfood-Tag" zu. Konnten sich die Schüler mit Fast Food im Magen nur rund 40 Prozent der im Test abgefragten Begriffe merken und wiedergeben, so lagen sie am zweiten Tag bei knapp über 60 Prozent. Zusätzlich waren die Kinder am Tag des gesunden Essens auch in den Nachmittagsstunden noch fitter und agiler als am ersten Tag.

Fazit: Ungesundes Essen ist nicht nur schlecht für viele Körperfunktionen der Kinder – es wirkt sich auch negativ auf ihre geistigen Fähigkeiten aus. Es zeigte sich ganz deutlich: wer gesund isst, lernt auch besser.

Das richtige Getränk für die Pausen

Um Leistungstiefs und Konzentrationsschwächen während des Unterrichts zu vermeiden, müssen Kinder zwischendurch auch viel trinken. Milch und Milchmixgetränke sind nährstoff- und kalorienreiche „Pausenfüller", die allerdings zum Durstlöschen aufgrund ihres Energiegehalts nicht geeignet sind. Für die Schule ideal sind Wasser, stark verdünnter Fruchtsaft (z. B. Apfelschorle) und ungesüßter Früchte- oder Kräutertee. Auch bei den Hausaufgaben sollte nicht auf Trinkpausen verzichtet werden – selbst, wenn das Kind „nur" am Schreibtisch sitzt und nicht körperlich aktiv ist.

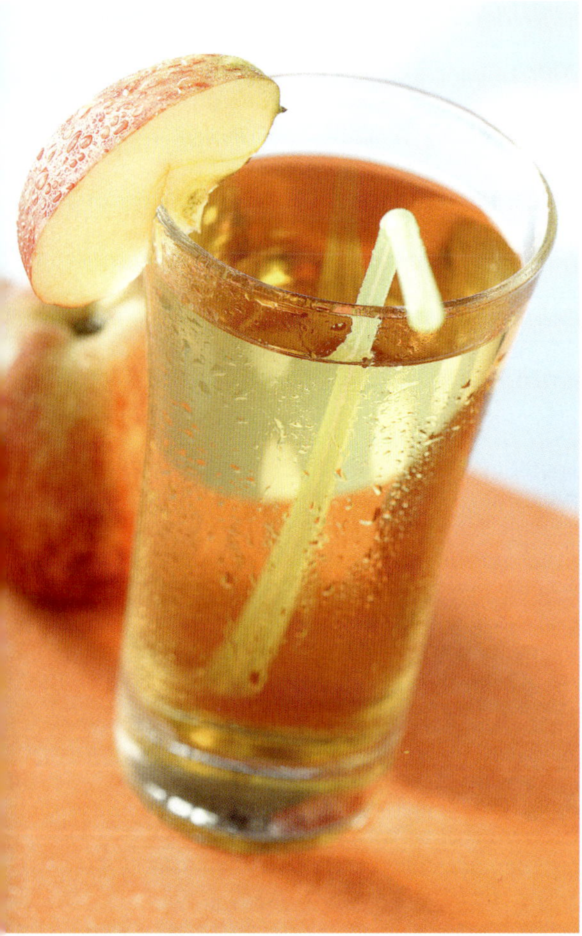

TIPP

Kinder haben meist keine großen Energiereserven. Infolgedessen sind mehrere kleine, anstelle einer großen Mahlzeit günstig, um Erschöpfungszustände zu vermeiden.

Brainfood gegen das Vergessen – intelligent ernähren im Alter

Kinder lernen leichter und schneller, im Alter lernen wir hingegen mühsamer und vergessen mehr. Kann man im Alter überhaupt noch lernen?

Ist Lernen im Alter noch möglich? Ja, denn:

- einen altersbedingten biologischen Abbau des Gehirns gibt es nicht,
- es gibt kein altersbedingtes Nachlassen der Lernfähigkeit. Entscheidend ist das geistige Training,
- ältere Menschen benötigen für die Aneignung neuen Lernstoffes mehr Zeit, machen dafür aber weniger Fehler.

Die Lernfähigkeit verringert sich im Alter also nicht, sondern nur die Lerngeschwindigkeit. Auch muss ein Stoff im Alter öfter wiederholt werden, bis er schließlich und endlich im Langzeitgedächtnis verankert wird.

Nicht nur das: Bis ins hohe Alter entstehen auch neue Nervenzellen. Dadurch entwickelt sich das Gehirn ein Leben lang weiter. Die Voraussetzung dafür ist allerdings, dass man die Denkzentrale ständig auf Trab hält. Sie braucht stets Anregung. Bleibt man geistig und auch körperlich aktiv, werden Wachstumsfaktoren produziert, die die notwendigen Reize zur Entstehung und Integration neuer Nervenzellen setzen. Diese sind zuerst enorm anpassungsfähig gegenüber neuen, auch schwierigen oder unerwarteten Aufgaben, mit denen sie konfrontiert werden. Erhalten sie in dieser Form jedoch geistige Nahrung, reifen sie zu aktiven Nervenzellen heran. Auf diese Weise ermöglichen sie es, neue Fähigkeiten und Erinnerungen bis ins Greisenalter zu erwerben. Werden diese neuen Zellen allerdings nicht gefordert bzw. mit entsprechenden Reizen versorgt, gehen sie rasch wieder zugrunde.

Zusätzlich wird das Lernen im Alter von Stimmungen, von den vorhandenen Interessen und schließlich auch vom Selbstvertrauen beeinflusst. So zeigen ältere Menschen eine geringere Bereitschaft, sich zu verändern. Dies ist jedoch beim Lernen erforderlich. Insbesondere entste-

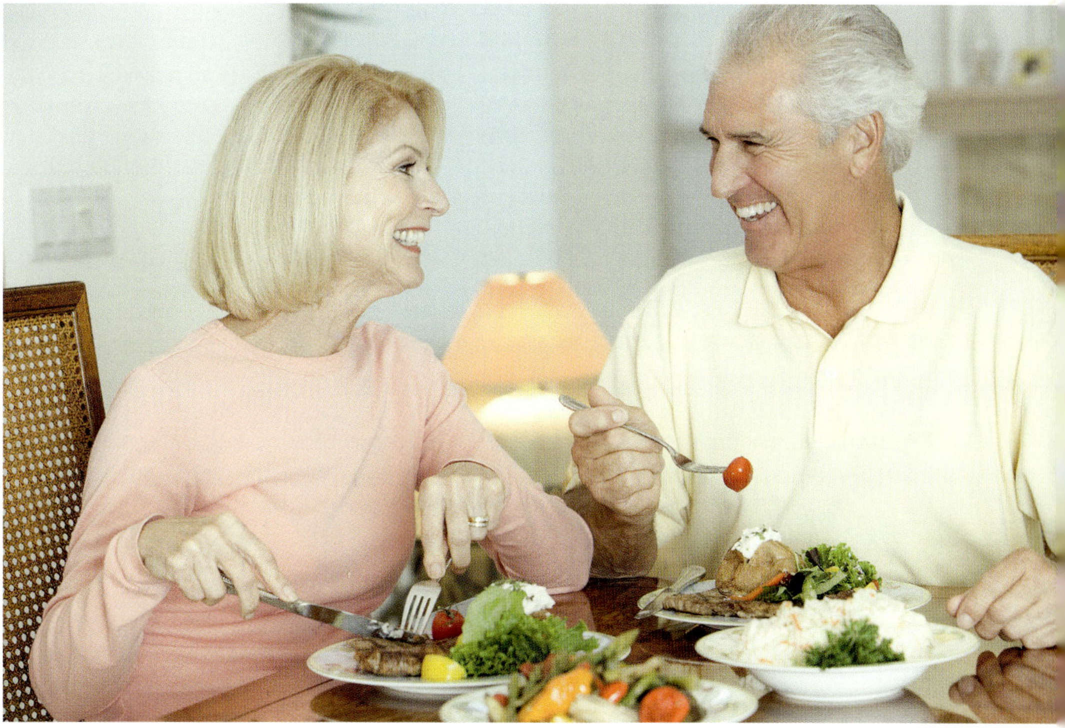

hen Schwierigkeiten, wenn der Sinn und Nutzen des Lerninhalts nicht klar ist. So haben Senioren oft wenig Lust ein Mobiltelefon zu nutzen oder den Umgang mit dem Internet zu lernen, obwohl es gute Literatur für Senioren dazu gibt. Auch Volkshochschulkurse helfen mitunter dabei, diese einfache Technik zu lernen.

Ein Gedächtnistraining sorgt dafür, dass keine Nervenbahnen blockiert werden und dass möglichst viele Informationen sofort gezielt abrufbar sind. Außerdem trägt eine gesunde Lebensführung dazu bei, Lernvermögen und Gedächtnis bis ins hohe Alter zu erhalten. Dies untersuchten Wissenschaftler von der Klinik und Poliklinik für Neurologie des Universitätsklinikums Münster in einer Gesundheitsstudie an 400 gesunden, älteren Menschen. Dabei wurden auch die Lebensgewohnheiten der Studienteilnehmer (Zigaretten- und Alkoholkonsum, Sport, Ernährung, Körpergewicht) berücksichtigt. Das Ergebnis der Untersuchung war, dass eine gesunde Lebensweise direkt mit einer verbesserten Gedächtnisleistung im Zusammenhang steht – unabhängig von Geschlecht und Bildung. Dabei ist nicht ein einzelner Faktor entscheidend, sondern ganz offensichtlich das Zusammenspiel der verschiedenen Faktoren. Das bedeutet, dass jeder Einzelne seine geistige Leistungsfähigkeit relativ einfach durch eine gesunde Lebensweise positiv beeinflussen kann.

Studien belegen sogar, dass sich ältere Menschen, die sich mit Omega-3-Fettsäuren sowie bestimmten Vitaminen und Mineralien ernähren, vor geistigem Leistungsabfall oder gar Alzheimer schützen können. Das heißt also: Brainfood wirkt bei Älteren mindestens ebenso gut wie bei Jüngeren.

Im Rahmen einer sechsjährigen Studie wurde untersucht, ob frisches Obst und Gemüse einen positiven Effekt auf die Gedächtnisleistung haben. Wissenschaftler vom Rush University Medical Center Chicago testeten dies anhand von etwa 3800 älteren Menschen. Die Studienteilnehmer führten Tagebuch über ihre Ernährung und absolvierten mehrere Gedächtnistests. Die Resultate waren verblüffend: Wer knapp drei Gemüsemahlzeiten pro Tag aß, drosselte damit den geistigen Abbau um 40 Prozent – im Vergleich zu denjenigen, die kein Gemüse konsumiert hatten. Man vermutet, dass dieser Effekt eine Verjüngung der Gedächtnisleistung um fünf Jahre bedeutet. Diese positive Wirkung wurde vor allem bei grünem Blattgemüse, also Spinat, Salat, Kohl oder Mangold, beobachtet. Zusätzlich zeigte die Studie, dass, je älter der Mensch ist, desto stärker das Gedächtnis von der Gemüsediät profitierte. Überraschend war außerdem, dass der Verzehr von Obst keinen Einfluss auf die Gehirnleistung hatte.

Heilkräuter und Co. für die Nerven

Nicht nur, um gut zu schlafen, gibt es Kräuter und andere Pflanzen (s. Kapitel „Nachtruhe und Träume fördern das Gedächtnis"). Auch zur Unterstützung der Leistungsfähigkeit der Nerven findet man diverse Ansätze.

Ginkgo verbessert die geistige Leistungsfähigkeit

Der Ginkgobaum stammt aus Ostasien und wird in europäischen Gärten oft als Zierpflanze gehalten. Seine Samenkerne werden in der asiatischen Küche gern als

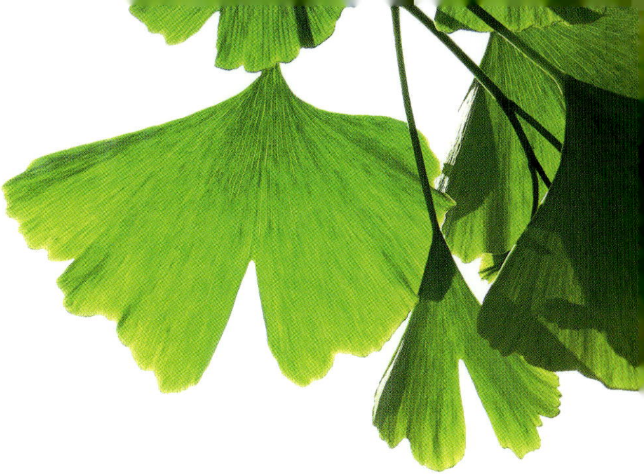

Beilage oder Knabberei genutzt. Für das Gehirn bzw. die Nerven sind hingegen die unverwechselbaren Blätter des Ginkgobaumes unübertroffen. Heutige Naturheilkundler schätzen ihre durchblutungsfördernde Wirkung und die damit verbundene geistige Leistungsverbesserung.

Die in Ginkgopräparaten enthaltenen hohen Konzentrationen an sekundären Pflanzenstoffen der Gruppe der Flavonoide und Terpenoide gelten als denkbare Ursache für die positive Wirkung dieses Naturheilmittels.

Die Inhaltsstoffe der Ginkgoblätter wirken dem geistigen Abbau dreifach entgegen:

- Ginkgoextrakt verbessert die Fließfähigkeit des Blutes.
- Der Energiestoffwechsel im Gehirn wird angeregt. Die Folge: Es kann einen vorübergehenden Sauerstoffmangel besser verkraften.
- Ginkgo bekämpft Sauerstoffradikale.

Vor längerer Zeit bereits führte man eine Studie mit gesunden Senioren am Institut für medizinische Psychologie der Universität München durch. Nach vierwöchiger Zufuhr von Ginkgoextrakt konnten sich die älteren Leute länger konzentrieren als Personen, die ein Scheinmedikament eingenommen hatten.

Ginkgoprodukte werden zur symptomatischen Behandlung von Gedächtnisstörungen, aber auch Ohrensausen, Schwindel und Kopfschmerzen eingenommen.

Grüner Tee beugt dem Nachlassen der Gehirnaktivität vor

Eine Studie an der Universität Tohoku, Japan, zeigte, dass regelmäßiges Trinken von grünem Tee das Risiko für nachlassende Gehirnleistungen im Alter verringert. Egal ob Alzheimer, Demenz oder Parkinson – drei bis vier Tassen grüner Tee täglich scheinen derartige Erkrankungen seltener auftreten zu lassen. Die Studie wurde mittels Fragebogen durchgeführt, in deren Rahmen Daten von 1003 Erwachsenen über 70 Jahren ausgewertet wurden. Die Probanden mussten ihre Essgewohnheiten aufzeigen und spezielle Tests bzgl. Gedächtnis-, Konzentrations-, Aufmerksamkeits- und ihrer Sprachfähigkeit absolvieren. Anschließend wurden diese Daten mit dem Gesundheitszustand und den allgemeinen Lebensgewohnheiten der Teilnehmer verglichen. Das Ergebnis war erstaunlich: Bei denjenigen Senioren, die über viele Jahre hinweg täglich zwei bis drei Tassen grünen Tee tranken, war die nachlassende Gehirntätigkeit nur halb so stark ausgeprägt wie bei den „Nicht-Grüntee-Trinkern". Es scheint, als könne ein regelmäßiger intensiver Genuss des fernöstlichen Tees das Risiko des Auftretens von akuten geistigen Einbußen im Alter entscheidend verringern.

Die Ursache dieser Wirkung könnte an dem im grünen Tee enthaltenen Stoff Epigallocatechin-Gallant (EGCG), ein Flavonoid aus der Gruppe der sekundären Pflanzenstoffe, liegen. Man weiß aus Tierversuchen, dass EGCG Alzheimer vorbeugt, indem es die Bildung sogenannter Plaques – also Eiweißablagerungen – im Gehirn reduziert. Die Tiere, die EGCG erhielten, zeigten fast 50 Prozent weniger Plaques im Gehirn als diejenigen, die die Substanz nicht erhielten. Da jedoch nur die vorhandenen Daten ausgewertet wurden und kein kontrollierter Versuch durchgeführt wurde (sog. Doppelblindstudie), kann die Untersuchung nicht als letzter Beweis gewertet werden. Es lässt sich nicht ausschließen, dass Menschen, die grünen Tee trinken, generell gesünder leben.

Tatsache ist somit, dass grüner Tee zwar nach derzeitigem Wissensstand kein Wundermittel ist, aber dennoch Hinweise vorliegen, die ihn zu einem überaus gesunden „Cocktail" aus gesundheitsfördernden Inhaltsstoffen machen.

Gotu kola und Jiaogulan-Blätter haben eine verjüngende Wirkung

Professor Hademar Bankhofer empfiehlt, frische Gotu kola und/oder Jiaogulan-Blätter zu kauen oder als Tee zuzubereiten, da sie das Gedächtnis verbessern sollen. Man bekommt sie in der Apotheke. Beide Pflanzen kann man auch selbst

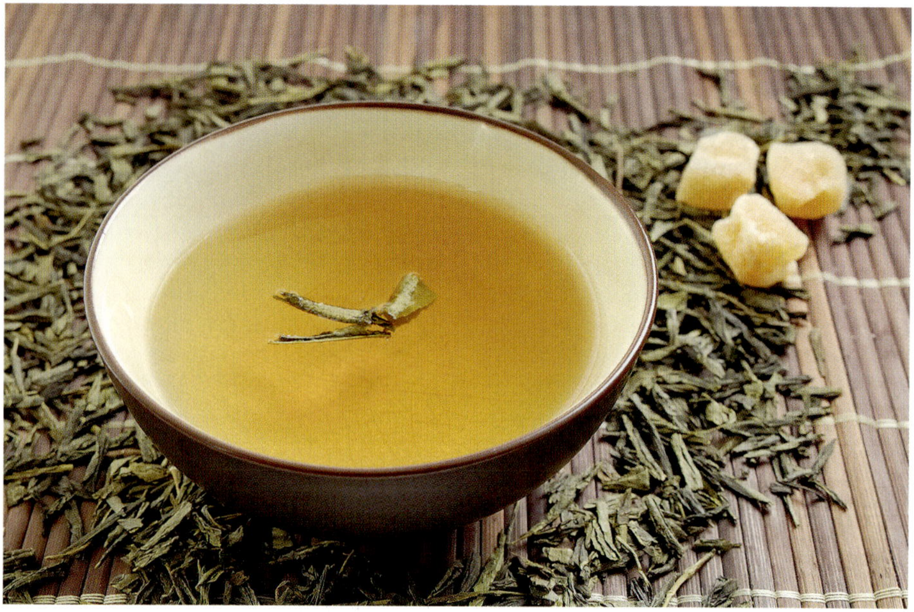

züchten, Jiaogulan hält sogar winterliche Temperaturen aus. Auf diese Weise hat man immer frische Blätter zum Kauen.

Gotu kola gehört zu den altertümlichen Kräutern, die in der traditionellen, indischen Medizin (Ayurveda) eingesetzt wurden. Sehr beliebt ist seine Verwendung zur Unterstützung des Gedächtnisses. Aus einigen Forschungen ergab sich, dass es eine milde angstlösende und beruhigende Wirkung ausübt. Dies kann zur Verbesserung der geistigen Funktionen führen. Außerdem kann Gotu kola die Zirkulation zum Gehirn verbessern, es vor Schäden durch die aggressiven Formen des Sauerstoffs bewahren und damit gegen den Alterungsprozess wirken. Weiterhin soll Gotu kola Arteriosklerose verhindern und damit den Blutzufluss in die Venen erhöhen können.

Bei Jiaogulan handelt es sich um ein chinesisches Heilkraut, das in China und in vielen anderen asiatischen Ländern wild wächst und dort seit Generationen als energetisierender Tee verwendet wird. Das Kraut wird auch „Xiancao" („Kraut der Unsterblichkeit") genannt. Man vergleicht seine Wirkung mit Ginseng, jedoch scheint es besser zu wirken. Der Tee soll sogar das Leben verlängern: Man führt den überdurchschnittlichen Anteil an über 100-Jährigen in der Provinz Guizhou auf seinen regelmäßigen Genuss zurück.

Kaugummikauen fördert die Konzentration

Nach Auskunft von Professor Martin Korte von der TU Braunschweig gibt es eine gute Korrelation von kleineren motorischen Übungen, wie Handbewegungen oder auch Kaugummikauen, die sich positiv auf die Konzentration auswirken können. Dies hat wohl damit zu tun, dass die Hirndurchblutung gesteigert wird, wenn Nervenzellen aktiv sind. Werden die Hände oder die Kaumuskeln vom motorischen Cortex (einem Gebiet im Stirnlappenbereich der Großhirnrinde) aktiviert, wird die Durchblutung in diesem Areal – und auch in benachbarten Arealen – gesteigert.

Kaugummikauen fördert die Konzentration und auch die Gedächtnisleistung. Die Ursache dafür sind die Kaubewegungen des Kiefers. Sie erhöhen die Blutzufuhr und -versorgung des Gehirns und führen ihm dadurch mehr Sauerstoff zu. Zusätzlich entspannt Kaugummikauen Nerven und Muskeln. Auch innere Anspannungen lassen sich vermindern. So erhielten die amerikanischen Soldaten im Zweiten Weltkrieg Kaugummis, um damit den Stress und die Angst zu besiegen.

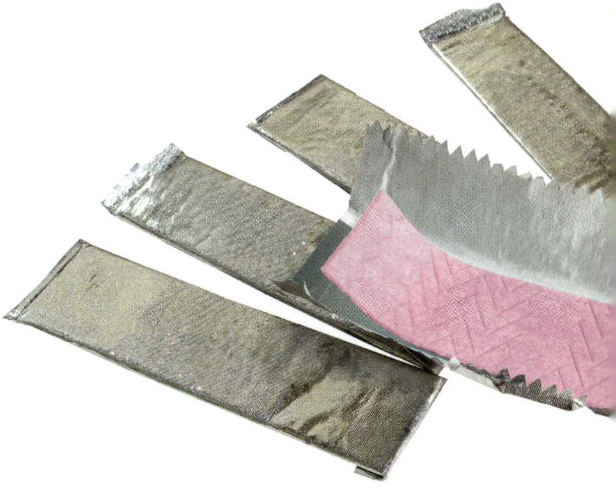

So gut Kaugummikauen für das Gedächtnis ist, länger als zwei Minuten sollte man ihn nur zu Prüfungszeiten und ähnlichen Situationen kauen. Der Grund: Längeres Kaugummikauen beansprucht das Kiefergelenk negativ bzw. überbeansprucht es, und das kann massive Kiefergelenkbeschwerden und Kopfschmerzen zur Folge haben.

Leider ist an Schulen Kaugummikauen – aus durchaus verständlichen Gründen – verboten. Wie so oft müssen wegen einiger Schüler mit schlechter Erziehung andere leiden. Hilfe gäbe es von auflösbarem Kaugummi. Dabei handelt es sich um eine Kaumasse aus Regenwaldpflanzen, die sich im Laufe des Kauens auflöst. Bis man ihn auch bei uns erhält, helfen vielleicht Kaubonbons. Auch manche Trockenfrüchte (Apfelringe, getrocknete Ananas- oder Mangofrüchte) und Kürbiskerne sind oft gut zu kauen, ebenso soll dies für Gotu kola und Jiaogulan-Blätter gelten.

Johanniskraut stärkt die Nerven

Johanniskraut soll die Nerven stärken und sogar bei leichten Formen der Depression helfen.

Rosenwurz hilft bei altersbezogenen Beschwerden

Dieses Heilkraut stammt aus den rauen und kalten Hochgebirgsregionen Skandinaviens und Sibiriens. Es zählt zu den sogenannten adaptogenen Heilpflanzen, die den Körper, vor allem aber das Gehirn, vor Stress schützen und die Konzentrations- und Merkfähigkeit verbessern. Die Inhaltsstoffe, die dies höchstwahrscheinlich bewirken, gehören zu den „Rosavinen“. Sie werden von der Pflanze vermutlich gebildet, um in ihrer unwirtlichen Heimat überleben zu können.

Zimt soll gegen Nervenschwäche helfen

Zimttinktur, die in manchen Apotheken vorrätig ist, soll helfen, wenn man dreimal täglich einen Teelöffel voll in Wasser zu sich nimmt.

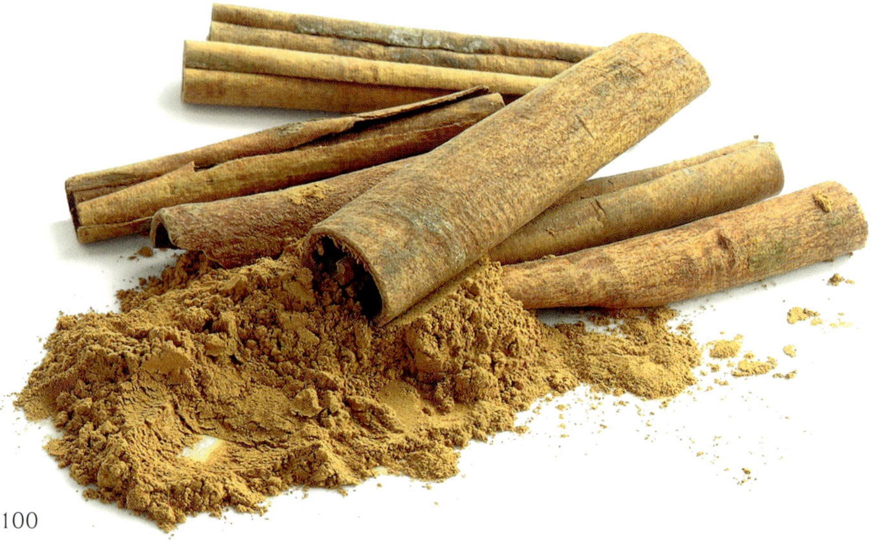

Brasilianischer Ginseng beruhigt und stärkt das Nervensystem

Der Brasilianische Ginseng ist ein großer, tropischer Strauch, der zur Familie der Fuchsschwanzgewächse gehört. Man nennt ihn auch Suma, Pfaffia oder „Para toda" („für alles") und nutzt dabei die Wurzel. Er stammt aus dem Amazonasbecken und den tropischen Teilen von Brasilien, Ecuador, Panama, Paraguay, Peru und Venezuela. Er hat zahlreiche medizinische Wirkungen: So wirkt die Wurzel zum einen ganz allgemein als Stärkungsmittel, sie beruhigt jedoch auch bei Stress und Müdigkeit. Brasilianischer Ginseng soll die Blutzirkulation fördern, gegen Blutarmut und hohen Blutdruck wirken, eine normalisierende Funktion auf das Zentralnervensystems haben und den Cholesterinspiegel reduzieren sowie eine stimulierende und zugleich nervenberuhigende Wirkung haben. Er enthält antioxidative Inhaltsstoffe und stärkt das Herz. Man erhält die Wurzel über das Internet.

Ein traditionelles Rezept der Ureinwohner Brasiliens lautet: Die getrocknete und pulverisierte Wurzel in ein Getränk mischen. Dafür rührt man einen Teelöffel Pulver in einen Saft oder 250 ml Wasser, kocht diese Mischung etwa 15 Minuten und siebt die Rückstände ab. Zwei- bis dreimal am Tag davon trinken.

Copaiba-Baum stimmt gelassen

Diese Baumart, die 15 bis 30 m hoch wird, gehört zur Ordnung der „Schmetterlingsblütenartigen" und der Familie der Hülsenfrüchte. In Europa wurde Copaiba bereits 1625 bekannt, als die Jesuiten ihn aus der neuen Welt mitbrachten. Sie nannten das Produkt „Jesuitenbalsam". Man findet den Baum im Regenwald des tropischen Südamerika.

Das Öl oder der Balsam, den man aus dem Baum gewinnt, kräftigt das strapazierte Nervensystem, verleiht Energie und Stärke, stimmt gelassen und fröhlich, wirkt aufbauend und allgemein kräftigend. Auch gegen Müdigkeit und Abgespanntheit soll es helfen. Die einheimischen Curanderos verabreichen fünf bis 15 Tropfen des Baumharzes zwei- bis dreimal täglich, vermischt mit lauwarmem Wasser oder mit einem Teelöffel Honig oder Joghurt. Einige Internetanbieter bieten das entsprechende Öl oder Balsam an.

Zitronengras fördert die Konzentration

Das Zitronengras ist ein mehrjähriges, ungefähr zwei Meter hohes tropisches Gras mit knolliger Wurzel. Der zitronenähnliche Duft bleibt nach der Trocknung der Pflanze weiterhin bestehen. Die Art Cymbopogon citratus wirkt als Beruhi-

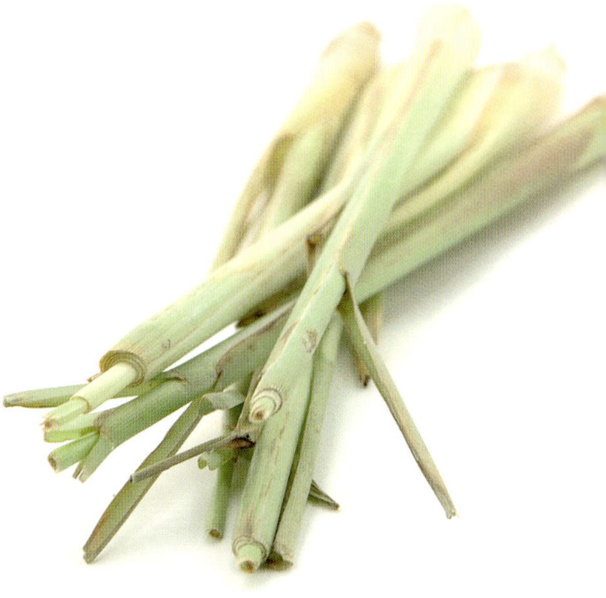

gungsmittel. Aus den Gräsern kocht man einen Tee, der etwa 15 Minuten ziehen sollte, um ein intensives Aroma zu bekommen.

Das Zitronengras wird auch als Gewürz verwendet. Der frische Duft fördert die Konzentration und soll Geist und Körper beleben. Hierba Luisa, wie man das Zitronengras auch nennt, ist speziell in der traditionellen indischen Medizin seit Langem beliebt und bekannt. Entsprechend kann man es in indischen oder asiatischen Läden kaufen, erhält es im Internet und manchmal sogar im Supermarkt.

Manayupa hilft bei Nervosität

Manayupa gehört zu den Hülsenfrüchten, deren Bohnen bis zu 30 cm lang werden. Man nutzt die oberirdischen Teile, Stengel mit Blättern und Blüten, in Einzelfällen auch die Wurzel. Sie kommt in Amazonien vor, jedoch sind auch Funde aus Ghana bekannt.

Die zahlreichen Heilwirkungen der Manayupa wird von den Indigenen im amazonischen Regenwald heutzutage erstaunlicherweise mehr als früher genutzt. Ein Auszug aus der ganzen Pflanze wird bei Nervenbeschwerden (Nervosität) verabreicht. Nicht zuletzt gibt es bislang keinen Hinweis auf Nebenwirkungen und Kontraindikationen. Das getrocknete, gemahlene Kraut der Pflanze können Sie über das Internet beziehen.

Muna beruhigt das Herz

Muna gehört zu den Magnolienpflanzen und zur Familie der Lamiaceae. Sie wird bis zu zwei Meter hoch. Ihr Vorkommen ist auf den Westen Südamerikas beschränkt. Dort kommt sie auch in den Regenwäldern des Amazonas vor. Leider ist die Pflanze gefährdet, da sie wild für die Anwendung als Aromapflanze gesammelt wird – zu einem höheren Anteil als sie nachwachsen kann.

Als Tee getrunken soll Muna gegen nervöses Zittern und erhöhten Herzschlag helfen. Sie können die Pflanze über das Internet beziehen.

Sacha Inchi ist reich an ungesättigten Fettsäuren

Sacha Inchi gehört zu den Wolfsmilchgewächsen. Es handelt sich um eine wilde Kletterpflanze, die man im Regenwald von Peru findet. Man kennt diese Pflanze auch als die „Erdnuss der Inkas“.

Die Samen haben einen hohen Gehalt an ungesättigten Fettsäuren. Das Öl enthält 48 Prozent Omega-3-, 35 Prozent Omega-6- und 9 Prozent Omega-9-Fettsäuren. Das heißt: es ist ein Öl mit sehr großem, wenn nicht dem größten Gehalt ungesättigter Fettsäuren auf dem Markt. Zu beziehen ist es über das Internet.

Yiang-Yiang-Baum, Maccarstrauch – ideal bei Schlafstörungen

Der Name des riesigen immergrünen Yiang-Yiang-Baumes oder auch Ylang-Ylang bedeutet im Malaiischen „Blume der Blumen“. Er gehört zu den sogenannten Annonengewächsen. Dabei nennt man sowohl den Baum als auch die Blüte Ylang-Ylang.

Der Yiang-Yiang-Baum hat den südostasiatischen Regenwald als Heimat und wird bis zu 25 Meter hoch. Man findet ihn ursprünglich in Indonesien und den Philippinen, inzwischen wird er jedoch in vielen tropischen Regionen angebaut, vor allem in Madagaskar, um das Ylang-Ylang-Öl zu gewinnen. Bereits am frühen

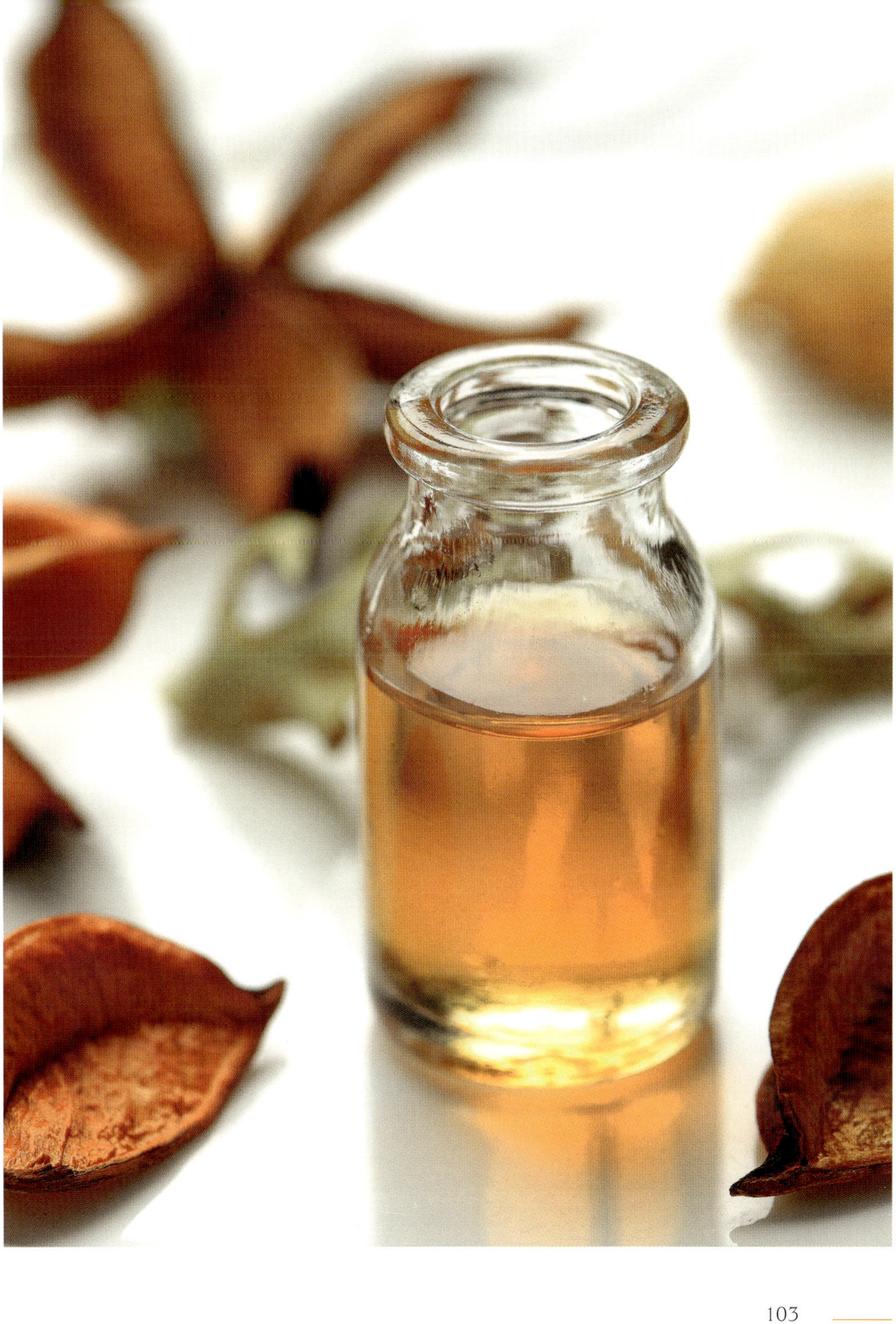

Morgen müssen die gelblich-weißen Blüten gesammelt werden, da die äußerst wertvollen ätherischen Öle, die den feinsten französischen Parfüms als Ingredienzien dienen und in der Aromatherapie Anwendung finden, sonst in der Sonne verdampfen würden. Die wertvolle Substanz kann man durch Destillation gewinnen. Man bezeichnet das Produkt als Ylang-Ylang-Öl, Ilang-Ilang-Öl, Maccarblütenöl oder auch als Orchideenöl, wissenschaftlich als Oleum annonae. Um 100 g davon zu gewinnen, benötigt man 30 bis 40 kg der Blüten! Aus denselben Ylangblüten kann auch das Canangaöl gewonnen werden, das bei höheren Temperaturen siedet.

Man verwendet das Öl in der Aromatherapie gegen Schlaflosigkeit sowie Nervosität bis hin zu Depressionen. Es soll generell entspannungsfördernd wirken. Dies geht sogar so weit, dass man mehr innere Friedfertigkeit und Geborgenheit empfindet. Das soll auch bei Hunden wirken, die dadurch in „freundliche Stimmung" gebracht werden sollen. Eine Überdosierung kann jedoch zu Kopfschmerzen und Übelkeit führen. Auch hier finden Sie Anbieter im Internet.

Weitere Heilkräuter für die Nerven

Außer den erwähnten Heilkräutern spricht man Ginseng und der Taigawurzel noch eine Verbesserung des Anpassungsvermögens des Körpers an belastende Situationen zu. Auch Konzentrationsschwäche und Müdigkeit gelten als Anwendungsfelder der asiatischen Wurzeln. Inwiefern entsprechende Präparate aus der Apotheke hier helfen, ist schwierig zu beurteilen, zudem sie erst nach Monaten eine Wirkung zeigen sollen.

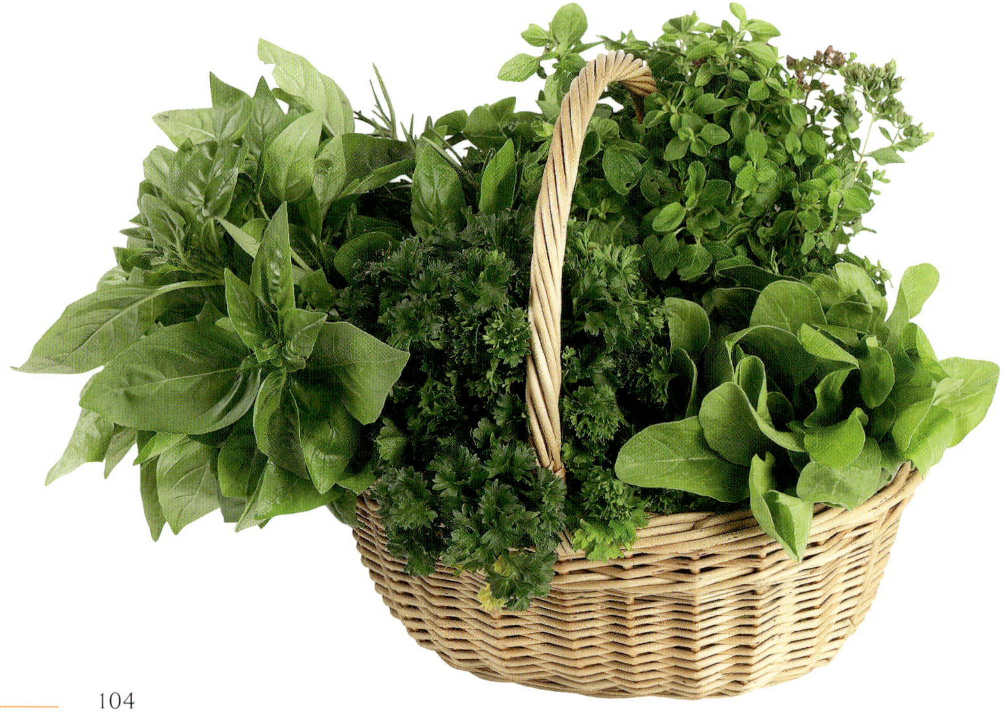

Weitere Tricks für Nerven und Gedächtnis

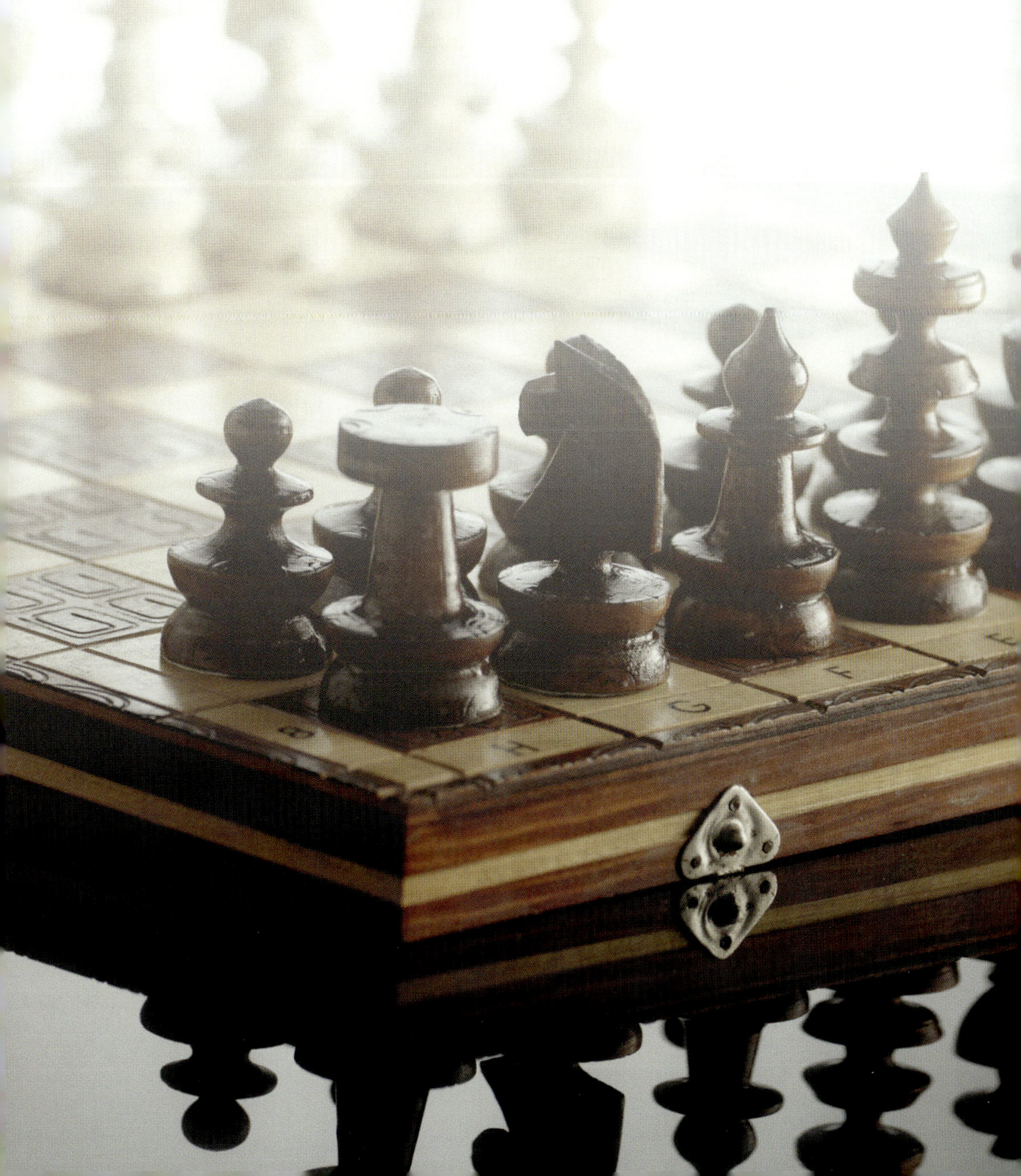

Außer der Ernährung gibt es noch einige überraschende wissenschaftliche Erkenntnisse, die dem Gedächtnis bzw. der Gehirnleistung allgemein „auf die Sprünge helfen".

Ein „Schwätzchen in Ehren ..."

Eine Studienreihe an der psychologischen Fakultät der University of Michigan unter Studienleiter Oscar Ybarra zeigte, dass ein „Schwätzchen" das Hirn fit hält. Gespräche mit Freunden sollen die geistige Vitalität ebenso erhalten wie intellektuelle Aktivitäten (lesen, Sudoko oder Kreuzworträtsel lösen, Beschäftigung mit dem Computer). Gesellige Aktivitäten verbesserten das Arbeitsgedächtnis unabhängig vom Alter der Studienteilnehmer. Dazu gehören auch gute Kontakte zu Verwandten und gemeinsame Unternehmungen mit Menschen, die man schätzt. Das fördert das Wohlbefinden und hebt die Stimmung. Die grauen Zellen werden aktiviert, es schützt vor Depressionen und wirkt Vergesslichkeit entgegen. Insbesondere ältere Menschen mit einem reichen Sozialleben bleiben auf Dauer geistig leistungsfähiger.

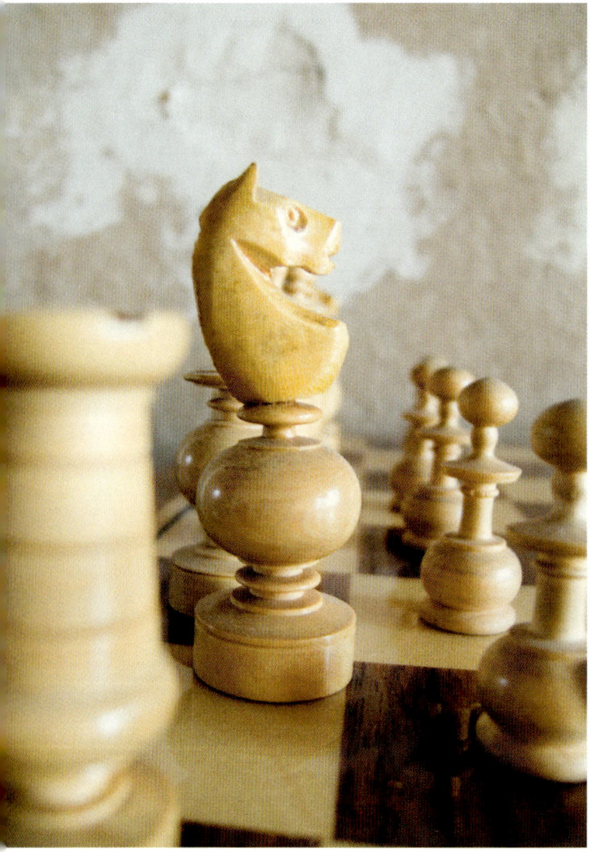

Ein ideales Gehirntraining scheint dabei auch der Gesellschaftstanz zu sein, da er Geselligkeit, Bewegung, Koordination und Konzentration vereint. Karten- oder Brettspiele, auch und gerade Schach, trainieren die grauen Zellen ebenfalls. Aber auch mit den Kindern Memory oder Scrabble spielen – alles hilft, das Gehirn fit zu halten. Dagegen dämpft das passive Berieseln durch stundenlanges Fernsehen die Leistungsfähigkeit des Gehirns.

Nicht nur die geistige Fitness steigt durch Gehirntraining: Eine Studie des St. Luke's Medical Center in Chicago zeigte, dass das Alzheimerrisiko für Versuchsteilnehmer, die in ihrer Freizeit lasen, walkten oder Rätsel lösten, um 47 Prozent niedriger lag als bei der denk- und bewegungsfaulen Vergleichsgruppe.

Eine Garantie ist es nicht, aber die Wahrscheinlichkeit, dement zu werden, verringert sich durch Hirntraining auf etwa die Hälfte.

Freude am Lernen haben

Bei Kindern weiß man, dass sie zwar unter Druck und Drill lernen können, jedoch bleibt die Kreativität dabei auf der Strecke, die unsere Gesellschaft im Grunde am meisten benötigt. Besser ist es, sie lernen mit positiven Gefühlen. Dann kann man später das Wissen auch für kreative Problemlösungen verwenden. Treibt man den Kindern bereits in der Schule die Lust am Lernen aus, so werden sie als Erwachsene auch nichts vom lebenslangen Lernen halten, das heute so oft propagiert wird. Denkt man an die früheren Methoden, die auch noch Schläge bedeuteten, so versteht man, dass Ältere Lernen oft mit Druck, Angst und Abwertung verbinden. Letzteres spielt für Kinder auch heute noch eine große Rolle. So fördert das Schulsystem oft genug nicht, es wird nur als Möglichkeit genutzt, Kinder auszusortieren. Oft hat man nicht den Eindruck, dass man Kindern – bis hin zu Studenten – etwas beibringen will, sondern es ihnen nur schwer macht, weiterzukommen. Das ist es auch, was die Finnländer so erfolgreich bei Pisa macht: dort versucht man, den Kindern wirklich etwas beizubringen, ohne sie „bei Versagen“ auszuschließen.

Bewegung für Körper und Geist

Kinder lernen besser Vokabeln, wenn sie sich dabei bewegen. Nicht umsonst jonglieren die beiden Gedächtnismeister gern: Michaela Buchvaldova, die dreifache Frauen-Gedächtnisweltmeisterin und Gunther Karsten, der erfolgreichste deutsche Gedächtnissportler. Jonglieren aktiviert die beiden Gehirnhälften und ist deshalb ein

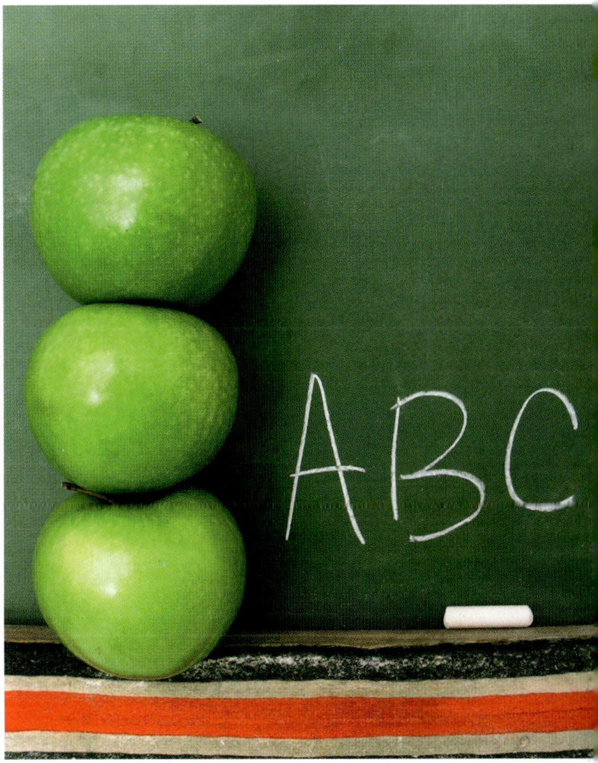

Tipp

So wird das Gedächtnis gefördert:

- Wenn man den Lerninhalt, zum Beispiel neue Wörter, leise vor sich hin spricht, wird er besser gespeichert.
- Ein Gedächtnistraining sollte besser immer am selben Ort, der möglichst angenehm sein sollte, und am selben Platz durchgeführt werden.
- Indem man sich „Eselsbrücken baut“, unterstützt man das Behalten durch Verknüpfungen.

gutes Gedächtnistraining. Aber man muss nicht Jonglieren, um einen positiven Effekt auf das Gehirn zu erzielen. Bewegung steigert die Leistungsfähigkeit des Gehirns generell. Das geht so weit, dass sogar empfohlen wird, beim Lernen beispielsweise auf und ab zu gehen. Dies fördert Konzentration und Wachheit. Studien belegen dafür langfristige Effekte. Das gilt auch für Senioren: gehen sie regelmäßig spazieren, bleiben sie geistig leistungsfähiger als körperlich inaktive. Vor allem Ausdauersport hilft, wie zum Beispiel Schwimmen, Laufen oder Radfahren. Dabei nimmt der Körper, aber auch das Gehirn, vermehrt Sauerstoff auf. Das Besondere daran: dies erleichtert es den Nervenzellen, neue Verbindungen zu knüpfen.

Außerdem beugt körperliches Training Gefäßschäden vor und stärkt das Herz-Kreislauf-System. Dadurch verringert sich auch das Risiko für Schlaganfall und Demenz. Mehrmals in der Woche ein strammer Spaziergang tut nicht nur dem Gehirn gut, auch jede Treppe, jede kurze Besorgung zu Fuß oder mit dem Fahrrad helfen.

Vor der Intelligenzarbeit: das Gehirn aufwärmen!

Das menschliche Gehirn funktioniert in mancher Hinsicht wie Muskeln: es benötigt ein Aufwärmtraining. Erst dann kann es maximale Leistungen hervorbringen. Ein Aufwärmtraining kann beispielsweise sein, einen Buchstabensalat nach

TIPP

Bewegung verbessert auch die Stimmung. Nach einem Training hat man oft bessere Ideen. Entsprechend beeinflusst Bewegung unsere Denkzentrale:

- Steigerung der Atmung und Durchblutung, dadurch verbesserte Sauerstoff- und Nährstoffversorgung
- Neuverknüpfungen von Gehirnschaltungen
- Bessere Verfügbarkeit von Eiweißbausteinen als Vorstufen für die Bildung von Neurotransmittern
- Schaffung der Voraussetzungen für effektives Lernen und kreatives Denken über die „Antistress- und Gute-Laune-Stoffe" Serotonin, Dopamin und Noradrenalin
- Bremsen der Reizüberflutung
- Stresshormone werden reduziert und die Widerstandsfähigkeit gegen Stress erhöht. Bewegung führt dazu, dass die im Blut kreisenden Stresshormone der körperlichen „Verarbeitung" zugeführt, das heißt abgebaut werden. Regelmäßige körperliche Aktivitäten wirken sich positiv auf den Entspannungsnerv (Parasympathikus bzw. Vagus) aus. Zufriedenheit mit der Bewegungsleistung fördert darüber hinaus insgesamt die geistige Stärke und stabilisiert das psychische Wohlbefinden.

sinnvollen Wörtern zu durchsuchen. Erfolg ist dabei sehr wichtig. Nur fünf bis zehn Minuten Denksporttraining benötigt man, um eine höhere Leistungsebene zu erreichen und seine alltäglichen Aufgaben in Beruf oder Schule in Angriff nehmen zu können. Dabei trainiert man zwei wichtige Grundfunktionen des Gehirns: die Arbeitsgeschwindigkeit und den Kurzzeitspeicher. Letzterer kann nur wenige Informationen aufnehmen und lässt mit steigendem Alter nach. Dem geistigen Abbau kann man mit einem „Mentalen Aktivierungstraining" gut begegnen. Tatsächlich fand man heraus, dass man die „Fluide Intelligenz" (Fähigkeit, neue Probleme ohne Rückgriff auf abgespeichertes Wissen zu lösen) dadurch um 13 bis 15 IQ-Punkte (Messwert für Intelligenztests) erhöhen kann. Dagegen büßten Patienten, die ohne geistige Anregung im Krankenhaus lagen, innerhalb von nur fünf Tagen fünf IQ-Punkte ein.

Trainingsmöglichkeiten wie Sudoku mit unterschiedlichem Schwierigkeitsgrad, Jahrzehntequiz und Gehirnjogging finden Sie zum Beispiel in Apothekenzeitschriften oder beim Bundesverband Gedächtnistraining (www.bv-gedaechtnistraining.de).

Dauerstress belastet das Gehirn

Für das Gehirn ist Dauerstress eine Katastrophe! Pausen sollte man durchaus bewusst einplanen. Stress bewirkt zuallererst eine sofortige, sekundenschnelle Ausschüttung des Stresshormons Adrenalin. Anschließend gelangen weitere Substanzen ins Blut, die als letzte Folge eine Erhöhung des Stresshormons Cortisol im Gehirn bewirken, dessen höchste Konzentration nach 30 Minuten erreicht ist. Dann aber arbeitet unser Gedächtnis nicht mehr so gut wie zu Beginn. Diese Cortisolzunahme wird als Ursache für Vergesslichkeit gesehen, da zu hohe Konzentrationen daran Nervenzellen im Gehirn schädigen. Außerdem führt man darauf eine Überstimulation der Nervenzellen im Gehirnteil mit Namen Hippocampus zurück, die durch einen folgenden Anstieg der Glutamatkonzentration an den Synapsen ausgelöst wird. Diese komplizierte Regelung lässt nur den einen Schluss zu: wenig Stress und vor-

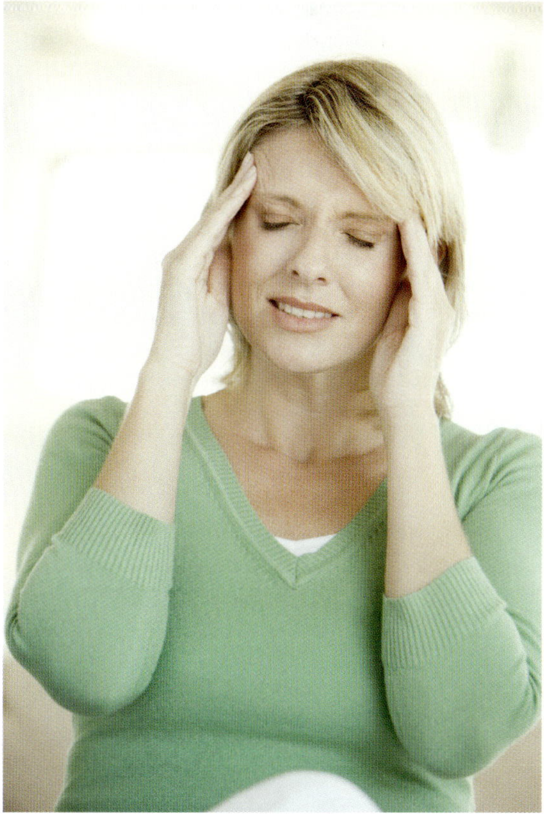

sichtshalber auf den Geschmacksverstärker Glutamat verzichten, bis man genaue Zusammenhänge kennt.

Bei Erschöpfung empfiehlt es sich, Reizüberflutung (z. B. durch Fernsehen) zu meiden, Entspannungsübungen (autogenes Training, progressive Muskelentspannung, Yoga oder Ähnliches) zu versuchen und kühle Armgüsse zu testen.

Neuigkeiten steigern die Wissbegierde

Das Gehirn lernt gern, und vor allem Unbekanntes regt das Denkorgan zu gesteigerter Aktivität an. Bereits 2006 zeigten Magdeburger Wissenschaftler mit Kernspinaufnahmen, dass Neuigkeiten eine Hirnregion in Erregung versetzen, die bei Bekanntem nicht reagiert. In Gedächtnistests schnitten die Probanden besser ab,

TIPP

Das Gehirn wird auch trainiert, wenn man sich mit 70 noch ein neues Hobby zulegt, etwa Malen, oder einen Computerkurs besucht. Dabei ist es von Vorteil, gelegentlich aus der üblichen Routine auszubrechen. Ein guter Anfang ist es beispielsweise, als Rechtshänder die Zahnbürste in die linke Hand zu nehmen.

wenn sie neben vertrauten auch neue Informationen bekamen. Wissbegierde zahlt sich auch auf Dauer aus. Verschiedene Wissenschaftler konnten inzwischen zeigen, dass bei gebildeten Menschen die Alzheimer-Demenz im Durchschnitt einige Jahre später einsetzt. Das heißt: neue Eindrücke trainieren das Gehirn.

Zu den „Neuigkeiten" gehört es, auch durchaus fremde Länder zu bereisen, zu musizieren oder eine Sprache zu lernen: Der Lohn der Mühe (oder auch Freude) ist eine gesteigerte geistige Beweglichkeit. Davon profitieren nicht nur junge Menschen.

„Es-liegt-mir-auf-der-Zunge"-Phänomen

Man sucht nach einem Wort, das einem einfach nicht einfallen will. Psychologen aus den USA empfehlen, zu versuchen, sich an ein ähnlich lautendes Wort zu erinnern. So stellte man Testpersonen die Frage: „Wie heißt es, wenn ein König auf den Thron verzichtet?" Das gesuchte Wort „abdanken" fand man leichter, wenn die Versuchspersonen zuvor das Wort „abstrakt" gehört hatten. Es scheint, als spiele der Klang eines oder mehrerer Worte eine große Rolle. Auch dafür empfehlen Psychologen, das Gedächtnis mit Kreuzworträtseln oder mit Lesen zu trainieren.

Nachtruhe und Träume fördern das Gedächtnis

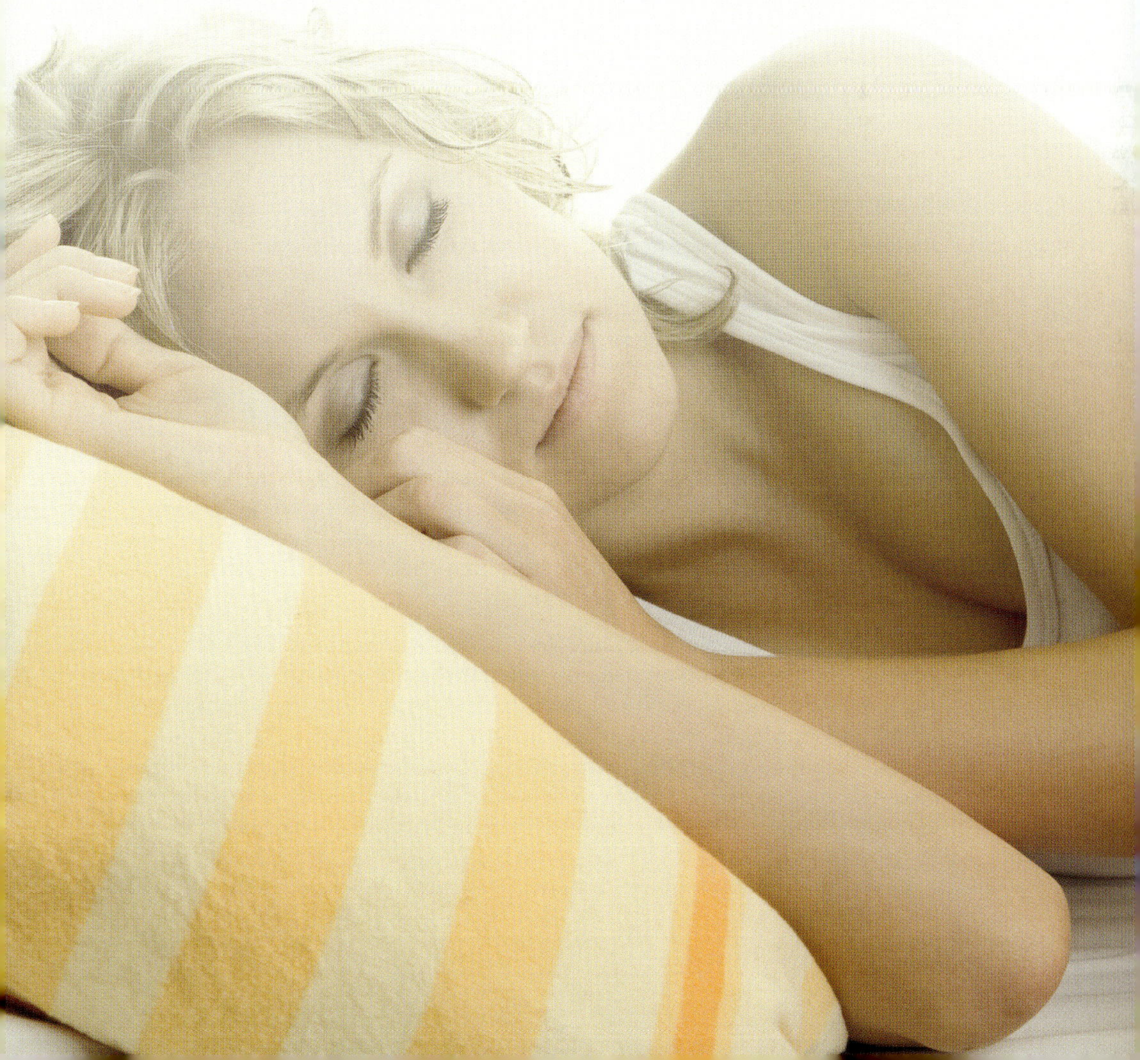

Je nachdem, wie man Schlafprobleme definiert, findet man sie bei fünf bis 35 Prozent aller Menschen. Bei älteren Personen und Frauen sind sie häufiger. Auslöser sind oft körperliche Inaktivität, Arbeitslosigkeit, Nervosität, Unzufriedenheit, psychiatrische oder körperliche Erkrankungen, Drogenabhängigkeit und Depressionen. Halten die Schlafstörungen länger als vier Wochen an oder kommen zusätzlich Herzrasen, Atemnot oder Schweißausbrüche hinzu, sollte man den Arzt aufsuchen.

Schlafmangel wirkt sich ungünstig auf unsere Nerven aus und: man altert schneller. Der Schlaf ist entgegen früherer Ansicht ein aktiver Prozess: Bei reduziertem Stoffwechsel und geringerer Körpertemperatur arbeiten die Reparaturmechanismen auf Hochtouren. Das Gehirn braucht im Schlaf sogar zeitweilig mehr Energie als im Wachzustand. Die Hormone sind aktiv und sorgen dafür, dass sich die Haut regeneriert, dass sich Muskeln und Knochendichte aufbauen und dass das Immunsystem neue Energie tanken kann. Auch die freien Radikale werden im Schlaf bekämpft: Anti-Aging während der Nachruhe.

Hinzu kommt, dass der Schlaf auch der Festigung von Gedächtnisinhalten dient. Anscheinend braucht man die

Tipp

Folgendes hilft beim Ein- und/oder Durchschlafen:

- Alkohol, Nikotin und Koffein meiden. Gerade der Alkohol, der zuerst entspannend wirkt, lässt einen später schlechter durchschlafen. Genau dasselbe gilt für schweres, fettes Essen. Generell sollte man größere Mahlzeiten mindestens vier Stunden vor dem Schlafengehen einnehmen, da die Verdauungsaktivität den Schlaf unruhiger gestaltet.
- Ein Hausmittel ist, die Füße warm zu halten, heiße oder warme Milch mit Mandelmus bzw. Honig zu trinken und ein Einschlafbad mit Melissen-, Fichtennadel- oder Lavendelzusatz zu nehmen. Die Wirkung der Milchmischung ist sogar biochemisch erklärbar: Die Kohlenhydrate des Honigs bewirken Insulinausscheidung. Dadurch wird das Tryptophan der Milch aus dem Blut ins Gehirn aufgenommen. Dort entsteht dann Serotonin mit seiner schlaffördernden und entspannenden Wirkung.
- Lebensmittel, die die Aminosäure Tryptophan (s. Kapitel „Eiweiß und Nervenbotenstoffe") enthalten, wirken bei manchen Menschen schlaffördernd. Auch die Aminosäure allein soll bei Schlafstörungen und als Beruhigungsmittel helfen. Man erhält sie in dieser Funktion rezeptfrei in Apotheken. Es ist zwar kaum eine Überdosierung möglich, da die Aminosäure bei höheren Konzentrationen vom Körper selbst wieder abgebaut wird, jedoch ist eine ideale Dosierung oft schwer zu erreichen und sollte mit einem Arzt besprochen werden.

nächtliche Ruhe, um am Tag Erlebtes wieder zu aktivieren und besser im Gedächtnis zu verankern. Dabei haben verschiedene Schlafphasen unterschiedliche Funktionen. So werden vorwiegend sinnliche und motorische Erfahrungen sowie Fähigkeiten in den nächtlichen Traumphasen, REM-Schlaf genannt, abgespeichert. Fakten und „Schulwissen" im weitesten Sinne werden dagegen in den sogenannten Deltaphasen der ersten Stunden nach dem Schlafengehen gefestigt.

Tagsüber sammelt das Gehirn Informationen und legt sie im Gehirnteil mit Namen „Hippocampus" ab. In den nächtlichen Tiefschlafphasen holt es die Erinnerungen des vorausgegangenen Tages wieder hervor, legt sie in der Hirnrinde ab und verankert sie so im Gedächtnis. Dagegen werden unwichtige Nervenverknüpfungen abgebaut. Es ist also ausgesprochen sinnvoll, sich auch in stressreichen Prüfungsphasen – wenn man die Nerven dazu hat und dabei hilft dieses Buch – ausreichend Schlaf zu gönnen. Zu wenig davon reduziert nicht nur die Gedächtnisleistung, sie macht auch unkonzentriert. Zwischen sieben und neun Stunden Schlaf benötigt ein Erwachsener in etwa, Kinder entsprechend mehr.

Hausmittel gegen Ein- und Durchschlafprobleme

Aromatherapie

Mithilfe ätherischer Öle versucht man, den Schlaf zu fördern. Angesprochen wird der Geruchssinn, der eng mit dem sogenannten limbischen System verbunden ist. Das ist der Gehirnbereich, der als Verbindungsstelle zwischen Seele und Körper gilt und in dem Gefühle verarbeitet werden. Nur das Riechsystem hat eine direkte Verbindung zu diesem System, in dem Gefühle wie Angst und Freude entstehen. So können Düfte besänftigen, entspannen und die Stimmung aufhellen. Durch diesen „Wohlfühleffekt" kann es zum guten Schlaf kommen. Dazu kommt, dass die eingeatmeten Öle durch die Schleimhaut ins Blut aufgenommen werden und auf diesem Weg Funktionen und Organe im Körper beeinflussen. So macht das ätherische Öl von frisch gepflückten Hopfenzapfen müde und för-

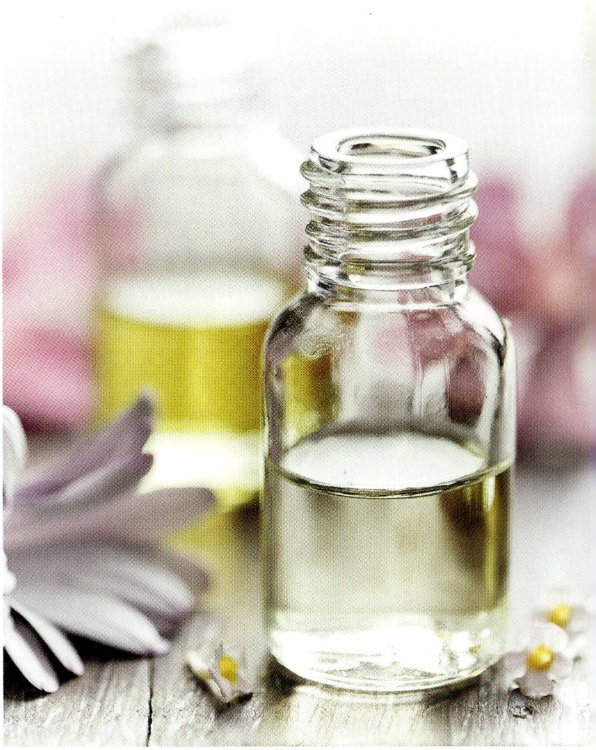

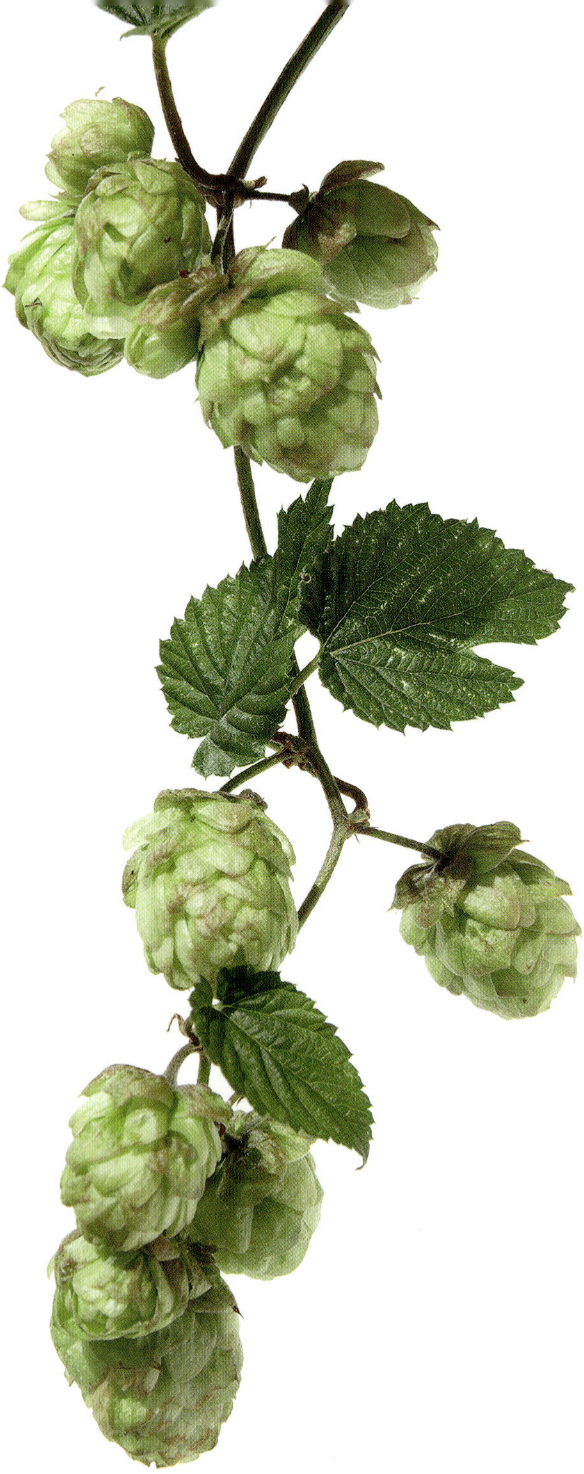

dert den Schlaf. Auch Lavendelöl (Kissen oder Spezialstein mit Duftöl) oder Melisse sind gut geeignet und sollen bei Nervosität und Unruhe helfen.

Das ätherische Öl aus der Blüte der Bitterorange – Neroli genannt – wirkt beruhigend, entspannend, stimmungsaufhellend und ausgleichend. Um gut einzuschlafen, sollte man abends wenige Tropfen Neroliöl in die Duftlampe geben, die man – gemeinsam mit den Ölen – beispielsweise im Reformhaus erhält. Man gibt Tropfen des jeweiligen Öls auf das Wasser in der Schale und zündet das dazugehörige Teelicht an. Auf diese Weise „atmet" man Entspannung und Wellness geradezu ein.

Außerdem wirkt Basilikumöl gegen Stress. Für diese Therapieform lassen sich auch noch Geranium, Sandelholz und Ylang-Ylang-Öl verwenden.

TIPP

Bevor Sie sich in Kosten stürzen und eine Aromalampe kaufen, können Sie zuerst ein Paar Tropfen des Aromaöles auf ein Papiertaschentuch oder ein Wattebällchen geben und unter das Kopfkissen legen.

Kräuter

Hopfen wird zumeist zum Bierbrauen verwendet, aber er dient auch medizinischen Zwecken, hauptsächlich als Beruhigungs- oder Schlafmittel. Dafür verwendet man die Hopfenzapfen und die daraus gewonnenen Drüsenschuppen. Man findet ätherische Öle und Bitterstoffe in ihnen: Humulon und Lupulon, aus denen während der Lagerung andere flüchtige Verbindungen entstehen. Letztere werden bei längerer Aufbewahrung in einen speziellen Alkohol umgewandelt, dem man die beruhigende Wirkung der Pflanze zuschreibt. Hopfen wird meist mit Baldrian oder anderen beruhigend wirkenden Heilkräutern kombiniert.

TIPP

Für einen Tee übergießt man ein bis zwei Teelöffel Hopfenzapfen mit einer Tasse siedendem Wasser und lässt das Ganze zehn bis 15 Minuten ziehen. Über den Tag verteilt zwei bis drei Tassen trinken und vor dem Schlafengehen noch einmal eine Tasse frisch zubereiteten Tee zu sich nehmen.

Die **Passionsblume** ist mit über 500 Arten eine große Gattung im tropischen Regenwald. Meist handelt es sich um Kletterpflanzen, selten auch um immergrüne Sträucher mit sehr schönen, großen Blüten.

Als Medizinpflanze dient Passiflora incarnata. Es handelt sich um eine Kletterpflanze mit dünnen, grünen, verholzenden Sprossachsen und einzeln stehenden Blüten mit auffallender, violett-weiß gestreifter Nebenkrone. Sie wird bis zu zehn Meter hoch und ist nahe mit der Maracuja verwandt.

Die Inhaltsstoffe der Blätter sind motilitätshemmend, das heißt: sie senken die motorische Aktivität und werden folglich in der Phytotherapie bei nervösen Unruhezuständen und Nervosität allgemein, Reizbarkeit oder Angstzuständen sowie damit zusammenhängenden Rückenschmerzen, Verspannungen, Herz-, Magen- und Darmbeschwerden empfohlen. Auch eine schlaffördernde Wirkung ist bekannt. Nebenwirkungen und Kontraindikationen sowie Wechselwirkungen mit anderen Substanzen sind unbekannt.

Aus den frischen oder getrockneten Blättern und Stängeln kann man einen Tee zubereiten. Man erhält auch bei uns entsprechende Fertigpräparate. Dazu kommen viele Kombinationspräparate, teilweise auch als Saft. So werden die Blätter der Passionsblume zum Beispiel mit Baldrian, Johanniskraut, Hopfen, Melisse oder Weißdorn gemischt. Interessanterweise verstärkt die Passionsblume in einer Dreierkombination (Passionsblume + Johanniskraut + Baldrian) die Wirkung des Johanniskrauts, wodurch eine niedrigere Dosis davon verwendet werden kann. Sie hat bei mindestens derselben Wirksamkeit keine Nebenwirkungen.

TIPP

Für eine Tasse Tee einen Teelöffel voll Kraut mit einer Tasse siedendem Wasser übergießen und den Aufguss nach zehn bis 15 Minuten abseihen. Davon je eine Tasse zwei- bis dreimal täglich sowie eine Stunde vor dem Zubettgehen trinken.

Baldrian ist fast jedem bekannt. Er ist ein bewährtes Hausmittel gegen Nervosität und zählt zu den ältesten Heilmitteln mit beruhigender Wirkung. Er wirkt schlaffördernd, der Extrakt fördert das Ein- und Durchschlafen, macht aber tagsüber nicht müde. Ernste Nebenwirkungen kennt man kaum, aber gelegentlich kann es zu einer Art Kater am Morgen nach der Einnahme kommen.

Man bekommt seine Auszüge in Tees, Tinkturen (Vorsicht! In der Regel alkoholhaltig), Kapseln, Dragees, Presssaft und Badezusätzen. Vorsichtshalber sollte man die Gebrauchsanweisung der Zubereitungen genau lesen, denn in geringen Mengen hat Baldrian eine anregende Wirkung.

Auszüge aus den Blättern der **Zitronenmelisse** sollen eine milde beruhigende Wirkung haben. Sie sollen auch bei nervös bedingten Magen- und Darmbeschwerden Linderung bringen. Der hauptsächliche Wirkstoff der Pflanze ist ein intensiv nach Zitrone duftendes ätherisches Öl. Es wirkt beruhigend, krampflösend und antibakteriell.

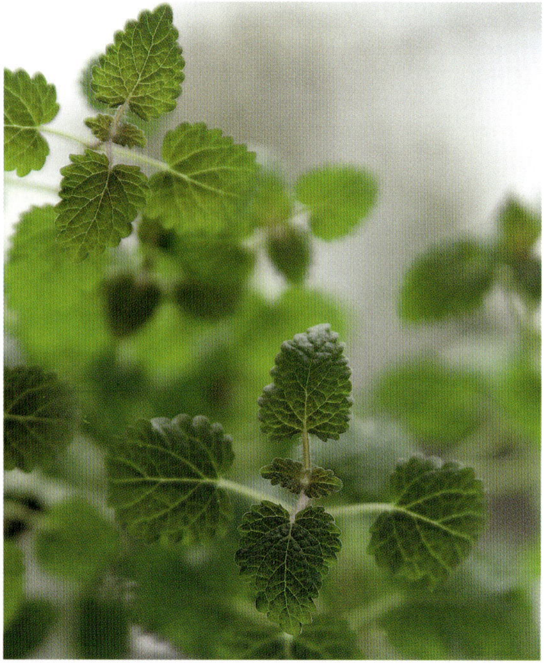

Melissenblätter kann man als Teemischung bekommen. Das ätherische Öl wird auch in Beruhigungsbädern eingesetzt.

Tipp

Um die Nerven zu beruhigen, sollte man einen Tee (fünf Teelöffel Blätter auf eine Tasse) mehrmals täglich trinken.

Lavendelblüten enthalten ein ätherisches Öl mit leicht beruhigenden Eigenschaften. Man setzt es bei Unruhe als beruhigende Teemischungen und Badezusätze ein. Der Wirkstoff entfaltet seine entspannende Wirkung besonders gut, wenn er eingeatmet wird.

Tipp

Drei Esslöffel Weißdornfrischpflanzensaft (erhältlich im Reformhaus) in eine große Tasse oder einen Becher Lavendeltee geben. Diese Mischung soll beruhigend und entspannend wirken, sofern man etwas Geduld aufbringt. Trinkt man den Tee regelmäßig, soll er auf Dauer zu einem echten Schlaftrunk werden. Lavendelöl kann auch im Rahmen der Aromatherapie gegen Nervosität und Schlaflosigkeit verwendet werden.

Johanniskraut. Die Pflanzenauszüge lindern zwar eigentlich keine Schlafstörungen. Jedoch hellen sie die Stimmung auf, sodass Personen, die aufgrund depressiver Verstimmungen nicht schlafen können, darin möglicherweise die Lösung ihres Problems finden. Auch Frauen, die während der Wechseljahre unter nervöser Unruhe leiden, können davon profitieren.

Um einen Effekt zu erzielen, empfiehlt sich eine kurmäßige Anwendung über mehrere Wochen mit einem standardisierten Fertigpräparat. Vorsichtshalber sollte man den Arzt fragen, wenn man gleichzeitig andere Medikamente einnimmt, damit es nicht zu unerwünschten Wechselwirkungen kommt.

Kava-Kava-Wurzelstock enthält angstlösende und beruhigende Wirkstoffe und kann in der Regel als loser Tee in der Apotheke gekauft werden.

TIPP

Für einen Schlummertrunk benötigt man einen gehäuften Löffel aus einer Mischung von 40 g Baldrianwurzel, 10 g Pomeranzenschale, 20 g Hopfenzapfen, jeweils 15 g Melissen- und Pfefferminzblätter. Alles mit 1/8 l kochendem Wasser aufgießen und nach fünf bis zehn Minuten abseihen.

Homöopathie

Gegen Schlaflosigkeit soll „Coffea D6" helfen, hierbei lässt man vor dem Einschlafen fünf Globuli langsam im Mund zergehen, bei Bedarf im Verlauf der Nacht erneut fünf Globuli: Die Wirkungsweise entspricht dem Prinzip homöopathischer Mittel: Kann man am Abend keinen Schlaf finden, weil man sich so fühlt, als ob man Kaffee getrunken hätte, dann wirkt die Kaffeebohne als „homöopathischer Kaffee" schlafördernd. Das Präparat erzwingt den Schlaf nicht wie eine Schlaftablette, sondern reguliert den gestörten Schlaf-Wach-Rhythmus auf natürliche Weise.

Sogar bei Ein- oder Durchschlafstörungen von Kindern und Kleinkindern, die nachts aufwachen und anfangen, zu singen oder zu spielen, gibt es ein Homöopathikum (Cypripedium D6). Vor dem Einschlafen drei Globuli geben, langsam im Mund zergehen lassen, bei

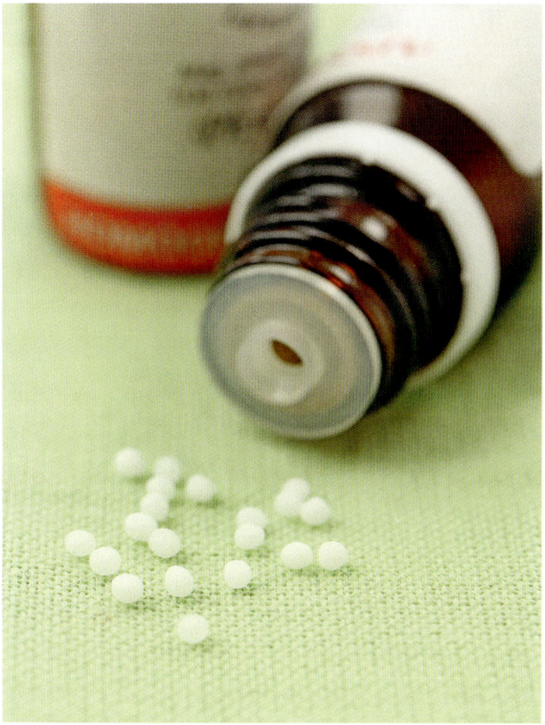

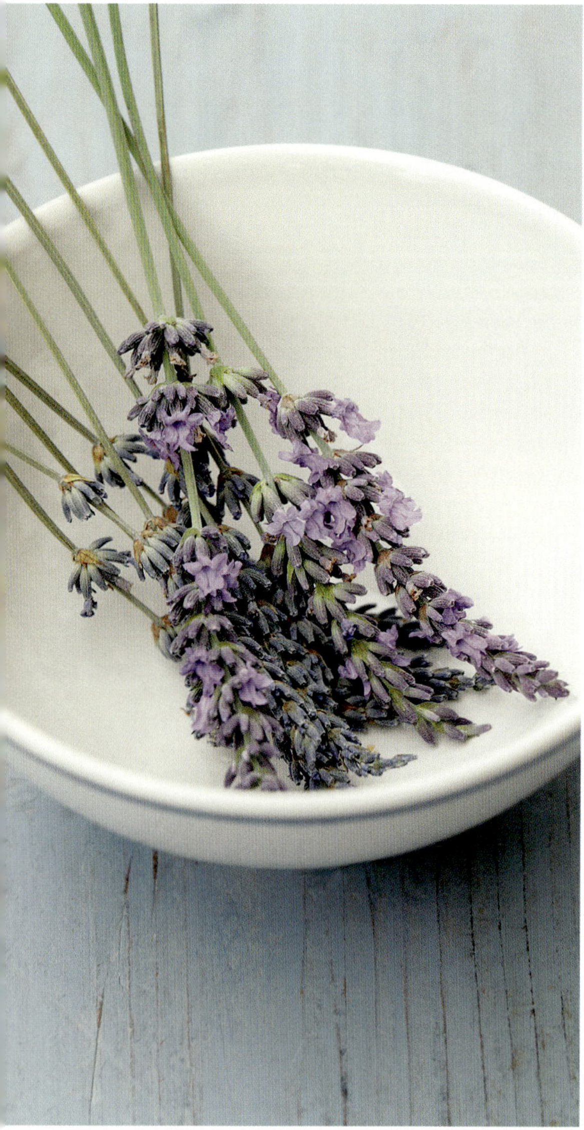

Bedarf im Verlauf der Nacht erneut drei Globuli reichen.

Aber man muss gar nicht unbedingt zu einem Medikament greifen: Kaffee kann bei älteren Menschen, die unter Durchblutungsstörungen im Gehirn leiden, beruhigend wirken. Dies gilt auch für Personen mit niedrigem Blutdruck. Auch bei hyperaktiven Kindern und extrem nervösen Zeitgenossen ist dies schon beobachtet worden. Damit das Getränk wirkt, soll man es allerdings nur in niedriger Dosierung genießen. Für die Wirkung kann bereits ein Espressotässchen zu viel sein. Und wiederum aus der Homöopathie stammt der Tipp, vor dem Schlafengehen einen einzigen Krümel löslichen Kaffee auf der Zunge zergehen lassen.

Körperliche Anstrengung fördert den Schlaf. Jedoch sollte man die anstrengende Variante etwa vier Stunden vor dem Schlafengehen meiden. Gegen einen gemütlichen Spaziergang spricht jedoch nichts. Wer Sorgen hat, sollte mit jemandem darüber sprechen, statt zu versuchen, sie nachts allein zu bewältigen. Regelmäßige Pausen während des Tages sind empfehlenswert. Sollte man dann immer noch nicht entspannen können, helfen eventuell Kräuterkissen mit Hopfenzapfen oder Lavendelblüten. Auch Schlafkissen mit einer Mischung aus Lavendelblüten, Hopfenzapfen, Melissenblättern, Johanniskraut und Orangenblüten sollen für einen guten Schlaf sorgen.

Rat und Tat

Lexikon

Aminosäuren
Eiweißbausteine

Antioxidans (Mehrzahl Antioxidantien)
Antioxidantien sind Schutzstoffe, die schädliche Reaktionen vom umgebenden Sauerstoff, seinen und Stickstoffverbindungen mit Fettbestandteilen (auch Cholesterin) von Lebensmitteln und Körpersubstanzen behindern. Antioxidantien verhindern somit oxidativen Stress, dass heißt: weniger DNA-Schäden, weniger Zelltod, weniger Verklumpungen im Gehirn, die zu Alzheimer führen können. Auch die äußerst reaktionsfreudigen „freien Radikale" (s. Radikale, freie) können sie unschädlich machen. Wichtige Antioxidantien, die sich im Blut des Menschen befinden, sind Vitamin A, E, C, Selen, Glutathion, Bilirubin, Harnsäure, Alpha-Carotin, Betacarotin, Lykopin, Lutein, Zeaxanthin und Ubiquinol-10.

ATP (Adenosintriphosphat)
Phosphorverbindung, die im Stoffwechsel als Energiespeicher fungiert, bei Spaltung dieser Verbindung wird Energie freigesetzt.

Casein (Milcheiweiß)
Casein oder Kasein (lat. caseus = Käse) ist die wichtigste Eiweißkomponente der Milch. Es ist sehr reich an lebensnotwendigen Eiweißbausteinen und kann Kalzium binden. Dies erklärt die hohen Werte des Mineralstoffs in bestimmten Käsesorten. Kuhmilch enthält drei Prozent Casein (d. h. etwa 30 g/L). Dies macht etwa 80 Prozent ihres Gesamtmilcheiweißes aus.

GABA
Abkürzung für Gamma-Aminobuttersäure, wichtiger Neurotransmitter im zentralen Nervensystem mit hemmender und schmerzlindernder Wirkung.

Glukose
Traubenzucker-, Kohlenhydrat- und Energielieferant. Glukose kann als „Glykogen" in Muskel und Leber gespeichert werden. Bei seinem Abbau entsteht ATP (s. dort).

Glutamat
Eiweißbaustein und Neurotransmitter im zentralen Nervensystem (ZNS). Wirkt erregend auf die folgende Nervenzelle und ist wichtig für Sensibilisierungsvorgänge im ZNS, zum Beispiel bezüglich chronischer Schmerzen. Wird in der Lebensmittelindustrie als Geschmacksverstärker eingesetzt.

Membranen (auch Zell- oder biologische Membranen)
Jede Zelle – also die kleinste, abgeschlossene Einheit des menschlichen und auch des tierischen Körpers – ist durch eine Membran (dünne Wand) von der nächsten und der Umgebung abgegrenzt.

Molekül
Kleinste Einheiten von Verbindungen, die noch die charakteristischen Eigenschaften der jeweiligen Substanz aufweisen.

Myelin

Isolierschicht der Nerven, gebildet wird es von sogenannten Oligodendrozyten.

Neuropeptide

Spezielle Botenstoffgruppe im Nervensystem. Dazu gehören unter anderem Endorphine, die als körpereigene Morphine gelten.

Neurotransmitter

Dienen der Erregungsübertragung an den Synapsen (s. dort) von einer Nervenzelle auf die andere. Dabei können sie auf die folgende Nervenzelle erregend oder auch hemmend wirken; zu ihnen gehören zum Beispiel GABA, Glutamat, Serotonin und die Neuropeptide.

Radikale, freie

Sehr reaktionsfreudige, aggressive, instabile Verbindungen, in der Regel sauerstoffhaltig, die im Körper Zellwand, -bestandteile und Erbsubstanz schädigen oder sogar zerstören können. Durch sie kann eine möglicherweise krebsauslösende Erbgutveränderung entstehen, die auf diejenigen Zellen, die aus der ursprünglichen hervorgehen, vererbt werden kann. Sie werden auch im Körper selbst immer wieder gebildet und von außen zugeführt, zum Beispiel über die Nahrung, Tabakrauch, bestimmte Arzneimittel wie dem fiebersenkenden Paracetamol oder Umweltgiften der Luft bzw. Abgasen. Auch durch den Einfluss von UV-Licht (Sonnenbaden), Stress und radioaktiven Strahlen entstehen sie. Nicht nur bei Rauchern, auch bei Vielfliegern lassen sich größere Mengen freier Radikale feststellen. Der Mensch hat bestimmte Schutzmechanismen entwickelt, um diese aggressiven Teilchen zu „entgiften".

Sekundäre Pflanzenstoffe

Fülle sehr unterschiedlicher Verbindungen, die nur in sehr geringen Konzentrationen (maximal bis zu einigen Gewichtsprozenten aller Inhaltsstoffe, den Wassergehalt bereits abgezogen), in Pflanzen vorkommen, beim Menschen eine medizinische Wirkung ausüben und Bestandteil zahlreicher Arzneimittel sind. Die Pflanze benötigt sie nicht unbedingt zum Überleben. Nehmen wir sie nicht zu uns, führt dies nicht zu akuten Mangelerscheinungen, aber es erhöht sich – nach gängiger wissenschaftlicher Meinung – bei Abstinenz langfristig das Risiko, bestimmte Krebsformen zu entwickeln. Es gibt mehr als 30.000 verschiedene sekundäre Pflanzenstoffe. Davon kennen wir vermutlich etwa 40 Prozent.

Synapse

Übertragungsstelle von Erregungen zwischen Nervenzellen (Neurone) sowie Neuronen und anderen Zellen mittels Neurotransmittern.

ZNS (zentrales Nervensystem)

Das ZNS besteht aus Gehirn und Rückenmark. Auch der sogenannte Sehnerv, der vom Gehirn zum Auge verläuft, zählt dazu.

Adressen

Auswertungs- und Informationsdienst für Ernährung, Landwirtschaft und Forsten (aid) e. V.

Heilsbachstraße 16
53123 Bonn
Tel.: 0228/84 99-0
E-Mail: aid@aid.de
www.aid.de

Bundesverband Gedächtnistraining e. V.

Bahnhofstraße 12
65510 Idstein
Tel.: 06126/505 78-0
E-Mail: info@bvgt.de
www.bv-gedaechtnistraining.de

Bundeszentrale für gesundheitliche Aufklärung (BZgA)

Ostmerheimer Straße 220
51109 Köln
Tel.: 0221/89 92-0
E-Mail: poststelle@bzga.de
www.bzga.de

Deutsche Gesellschaft für Ernährung (DGE) e. V.

Godesberger Allee 18
53175 Bonn
Tel.: 0228/37 76 60-0
E-Mail: info@dge.de
www.dge.de

Dr. Hoppe Bio-Catering

Bio-Catering Marbachshöhe GmbH
AIK Unternehmenspark
Otto-Hahn-Straße 5
34123 Kassel
Tel.: 0561/988 489 10
www.bio-catering.de

Quellen

Aichinger O: Drohende Demenz. Report Naturheilkunde 10/2008

Aktiver Geist (2): Denkzentrale in Topform. Apotheken-Umschau/GesundheitPro: 7/2007

Bankhofer H: Brainfood im Alter. www.bankhofer-gesundheitstipps.de

Barth A: Lässt sich Weisheit löffeln? UGB-Forum 6/2003

Besser lernen mit motorischen Übungen? Focus online. www.focus.de

Bielenberg J: Demenzerkrankungen – Neue Perspektiven der Therapie durch Inhaltsstoffe aus der Süßholzwurzel. Report Naturheilkunde 10/2008

Biesalski H-K et al.: Ernährungsmedizin: Nach dem Curriculum Ernährungsmedizin der Bundesärztekammer. Georg Thieme Verlag 2004

Blumert M, Liu J: Jiaogulan-Tee – Heilkraft aus China. Edition Aesculap. www.gesundtee.de

Brainfood – essen mit Köpfchen. Universität Zürich (Hrsg.). www.zwb.unizh.ch

Brainfood – Gehirnnahrung für kluge Denker. Landesregierung Oberösterreich (Hrsg.) 11/2007. www.jugendservice.at

Brainfood – gesunde Nahrung für das Gehirn. www.gesund.co.at

Brainfood – Nahrung fürs Gehirn. 5 am Tag e. V. (Hrsg.). www.machmit.de

Brain-Food auf den Nikolausteller! Mit Nüssen und Trockenfrüchten besser denken. Verbraucherzentrale Bayern 12/2007

Brainfood für optimale Hirnleistung. Ärztliche Praxis online 4/2008. www.aerztlichepraxis.de

Brainfood. www.brain-fit.com

Büscher T: Heilung aus dem Regenwald. Bachelorarbeit an der Fachhochschule Eberswalde 2007

Identifizierung und funktionelle Charakterisierung von Transportsystemen für biologisch und pharmakologisch aktive Substanzen. Promotionsarbeit 8/2004

Clausen A: Obst à la Saison. Verbraucherzentrale NRW (Hrsg.)

Denken – Wissen – Kreativität – Intelligenz. Gesundheit 7/2001

Der Brockhaus Ernährung: Aminosäuren. 2007

Die Sprechstunde: Kartoffel, Spargel & Co. – Die gesunde Frühjahrsküche. Bayerischer Rundfunk 2001

Die Weisheit lässt sich doch mit Löffeln (fr)essen – Wie unser Essen die Denkkraft beeinflusst. Reformhaus Information 11/2005

Dopamin – körpereigenes Doping fürs Denken. BIOPRO Baden-Württemberg GmbH (Hrsg.) 2/2006. http://biopro.org/de

Dopamin. http://flexikon.doccheck.com

Dopaminerges Belohnungssystem. www.medizinfo.de

Fit durch gesunden Schlaf: Schlafstörungen – was tun? Barmer Ersatzkasse (Hrsg.) 4/1998

Fit durch Plaudern, Gehirntraining. Stiftung Warentest Nr. 2/2003

Fit für die Schule. DGE-aktuell 13/2006. www.dge.de

Flemmer A: Apotheke Regenwald. NaturaViva Verlags GmbH 2009

Flemmer A: Das Anti-Herzinfarkt-Ernährungsbuch. Verlag FEL!X 2008

Flemmer A: Das Anti-Krebs-Kochbuch. Verlag Neumann-Neudamm 2006

Flemmer A: Das Mineralstoff-Kochbuch. Verlag Neumann-Neudamm 2004

Flemmer A: Das Multi-Vitamin-Kochbuch. Verlag Neumann-Neudamm 2004

Flemmer A: Die Vitamin-Lüge. Verlag Neumann-Neudamm 2005

Frühschütz L: Warenkunde Honig: Natürlich süß. Schrot & Korn 12/2003

Gesund zu leben beflügelt den Geist bis ins hohe Alter. DGN-Pressemitteilung zum 80. Kongress, 8/2007. http://idw-online.de/pages/de/news222694

Gesundheitskost – gesunde Kost? Verbraucherzentrale Nordrhein-Westfalen (Hrsg.) 1999

Ginkgo – geistig fit bis ins hohe Alter. www.optikur.de

Gotu kola für ein gutes Gedächtnis und Zirkulation. www.nutrivea-de.com

Grüner Tee wirkt gegen geistigen Verfall im Alter. Fit for fun 12/2006. www.fitforfunfood.de

Gut schlafen. Apotheken-Umschau 9/2008

Gute Nacht!. Gesundheitsmagazin der KKH 2/2008

Halyburton A et al.: Intelligenzdiät – wissenschaftlich bestätigt. Am J Clin Nutr 86; 3, 10/2007

Hamm M, Freeman A, Hoffmann M, Rauhe H: Brainfood – 100 kulinarische Highlights für Körper, Geist und Seele. Schlütersche Verlagsgesellschaft 2007

Hopfen. Stiftung Warentest Nr. 10/2006

Jacoby A: Die richtige Ernährung für Schreibtischtäter – Brainfood. FAZ Hochschulanzeiger Nr. 90, 2007

Kandler-Schmitt B: Fit im Kopf. Apotheken-Umschau 6/2008

Karl A: Brainfood: Clever essen, besser denken. Apotheken-Umschau 02/2007

Karl A: Brainfood: Gesundes Frühstück – Sprungbrett in den Tag. GesundheitPro im Internet 2/2007

Kaugummi: Kaugenuss für mehr als frischen Atem. Stiftung Warentest Nr. 3/2008

Kleiner W: „Well Aging" und allgemeine Vitalitätssteigerung durch Kreatin. Report Naturheilkunde 10/2008

Klüger essen. Brigitte. www.brigitte.de

Klüver N: Gesunde Nervennahrung. UNICUM 6/2008. www.unicum.de

Konzentrationsschwierigkeiten? Rasche Ermüdung? Schlechte Laune? http://fitness-concept-ohg.de

Kopfschmerzen. www.hausmedizin.com

Kreatin – Gesundes Altern und langes Leben im Tiermodell. Helmholtz Zentrum München (Hrsg.). www.helmholtz-muenchen.de

Kühne P: Ernährung im Schulalter. Ernährungsrundbrief 4/2002

Leitzmann C: Kann man sich intelligent essen? EfuN-Info 4/2002

Meer-Schutz fürs Herz. Stiftung Warentest Nr. 8/2005

Nahrung für das Gehirn. 8/2007. www.gesund-lexikon.de

Nervennahrung: Essen gegen Stress. http://gesundheit.aol.de

Oppolzer U: Verflixt – Das große Humboldt Gedächtnistraining. Humboldt 2007 bei der Schlüterschen Verlagsgesellschaft

Preuk M: Gemüse verjüngt das Gehirn. www.focus.de

Radiodoktor – Medizin und Gesundheit: Brainfood Ernährung beeinflusst Denken und Verhalten. http://oe1.orf.at
Rapp H: Brainfood. aid (Hrsg.). www.gesundheit.com
Rätsel lösen stärkt das Gedächtnis. Seniorenratgeber 5/2001
Richtig essen – geistig fit und bester Laune. Bayerisches Staatsministerium für Umwelt, Gesundheit und Verbraucherschutz (Hrsg.) 11/2007. www.vis.bayern.de
Richtige Ernährung steigert Intelligenz und Ausgeglichenheit. www.fitforfunfood.de
Ruhe finden – Was hilft bei Schlafstörungen? 9/2007. www.gesund-lexikon.de
Rupprecht-Becker T: Fitness für die Birne. Medical Tribune online 2007. www.medical-tribune.de
Scherz H, Kloos G, Senser F: Souci-Fachmann-Kraut Nährwerttabellen. Wissenschaftliche Verlagsgesellschaft 2000
Schneider D et al.: Ein Dutzend Tipps für guten Schlaf. Reformhauskurier 2/2002
Schneider E: Nutze die Heilkraft unserer Nahrung. Saatkorn-Verlag 1985
Schwabe Pharma: Passionsblume. www.schwabepharma.ch
Selbstmedikation – Gesundheit ohne Rezept. Reformhaus Information 8/2005
Sonntag R: Blitzschnell entspannt. Trias Verlag 2005
Specks V: Brain-Food: Essen Sie sich schlau. www.fitforfun.de
Starke Kräuter für schwache Nerven. Gesundheit 2/1998
Stenger C, Karsten G: Gedächtnis-Tipps. Apotheken-Umschau, 6/2008
Stolze C, Klemt B: Gesunde Ernährung: Was der Körper wirklich braucht. Stern spezial 4/2004
Stress macht vergesslich. nano online 3Sat, 14.11.2000. www.3sat.de
Sünder H: Hausmittel Gedächtnis. 2008. www.gesunde-hausmittel.de
Threonin, Glycin und Serin – wichtig für den Stoffwechsel von Proteinen und den Aufbau vieler Körperstoffe. www.novamex.de
Walnüsse sind Kraftpakete für Herz und Hirn. Verbraucherzentrale Bayern 9/2008
Warenkunde Brainfood: Leckere Sachen für schnelle Denker. SWR 4/2007. www.swr.de
Was braucht das Gehirn? Präventionszentrum Gesundes Gehirn (Hrsg.). www.gesundesgehirn.at
Wasser heilt – Die heilende Kraft von Kälte und Wärme. Signal 01/2006. Karl F. Haug Verlag
Weber R: Schlafmützen wissen mehr. Medical Tribune online 2007. www.medical-tribune.de
Welches Essen macht schlau? Wissenshunger, Reihe des Senders Vox. 09/2008
Wiesenauer M: Kaffee in homöopathischen Dosen. Medical Tribune online 2007. www.medical-tribune.de
Wölfler-Rockel I: Nährstoffe in Pillenform. UGB-Forum 2/1998
Zittlau J: Mit Biostoffen einen klaren Kopf behalten. Report Naturheilkunde 10/2008

Autoreninfo

Dr. rer. nat. Andrea Flemmer, Dipl.-Biologin, ist Fachautorin und -journalistin für Ernährungs- und Gesundheitsthemen. Bereits von ihr erschienen sind u. a. die Titel „Das Anti-Krebs-Kochbuch", „Die Vitaminlüge", „Das Multi-Vitamin-Kochbuch", „Das Anti-Herzinfarkt-Ernährungsbuch" und ganz neu: „Bio-Lebensmittel – Warum sie wirklich gesünder sind".

Register